Dominik Berliner

Untersuchungen der Mikrozirkulation bei diabetischen Patienten

Dominik Berliner

Untersuchungen der Mikrozirkulation bei diabetischen Patienten

mittels Laser-Doppler-Flowmetrie und transkutaner pO2-Messung unter Berücksichtigung der Limited-Joint-Mobility

Südwestdeutscher Verlag für Hochschulschriften

Imprint
Any brand names and product names mentioned in this book are subject to trademark, brand or patent protection and are trademarks or registered trademarks of their respective holders. The use of brand names, product names, common names, trade names, product descriptions etc. even without a particular marking in this work is in no way to be construed to mean that such names may be regarded as unrestricted in respect of trademark and brand protection legislation and could thus be used by anyone.

Cover image: www.ingimage.com

Publisher:
Südwestdeutscher Verlag für Hochschulschriften
is a trademark of
Dodo Books Indian Ocean Ltd., member of the OmniScriptum S.R.L Publishing group
str. A.Russo 15, of. 61, Chisinau-2068, Republic of Moldova Europe
Printed at: see last page
ISBN: 978-3-8381-1585-6

Zugl. / Approved by: Gießen, Justus-Liebig-Universität, Diss., 2008

Copyright © Dominik Berliner
Copyright © 2011 Dodo Books Indian Ocean Ltd., member of the OmniScriptum S.R.L Publishing group

Vorwort

Diabetes mellitus ist eine weit verbreitete Erkrankung, die in vielen Fällen mit Veränderungen der Mikrozirkulation einhergeht. In der vorliegenden Arbeit wurde die Mikrozirkulation diabetischer Patienten mittels der Laser-Doppler-Flowmetrie beurteilt. Bei der Laser-Doppler-Flowmetrie handelt es sich um eine nicht-invasive Untersuchungsmethode, die auf dem Doppler-Effekt beim Auftreffen von monochromatischem Laserlicht auf bewegte Elemente (v.a. Erythrozyten) beruht und somit eine Abschätzung der Mikrozirkulation erlaubt. Durch eine Optimierung bzw. Stabilisierung der Messsignale sind in den letzten Jahren gut reproduzierbare Ergebnisse möglich geworden.

Die hier vorliegende Arbeit enstand als Teil meiner Dissertation in der Arbeitsgruppe von Herrn Prof. Dr. med. Dr. h.c. Reinhard G. Bretzel (Medizinsche Klinik und Poliklinik III, Universitätsklinikum Gießen und Marburg - Standort Gießen). Sie soll einen Beitrag zu Veränderungen in Bezug auf die Mikrozirkulation bei diabetischen Patienten leisten. Ein besonderer Schwerpunkt wurde hier zusätzlich auf Assoziationen mit der sog. Limited-Joint-Mobility gelegt, einer Veränderung der Gelenkbeweglichkeit, die schon wiederholt in epidemiologischen Studien mit Mikrozirkulationsstörungen bei Diabetikern in Zusammenhang gebracht werden konnte.

Hannover, im Juli 2011 *Dominik M.J. Berliner*

Inhaltsverzeichnis

1	Einleitung	1
1.1	Einführung in die Thematik	1
1.2	Die kutane Mikrozirkulation	2
1.2.1	Aufbau und Funktion der Haut	2
1.2.2	Anatomie des Kapillarsystems	3
1.2.3	Physiologie der Hautdurchblutung	4
1.2.4	Vasomotion	6
1.2.5	Provokationstests der Hautdurchblutung	7
1.2.5.1	Postokklusive reaktive Hyperämie	8
1.2.5.2	Applikation von Wärme	8
1.3	Messung der Hautdurchblutung	8
1.3.1	Laser-Doppler-Flowmetrie	9
1.3.2	Transkutane Sauerstoff- und Kohlendioxidpartialdruckmessung	10
1.4	Diabetes mellitus	11
1.4.1	Einteilung und Epidemiologie	12
1.4.2	Pathogenese	12
1.4.2.1	Diabetes mellitus Typ 1	12
1.4.2.2	Diabetes mellitus Typ 2	13
1.4.3	Mikroangiopathien: Entwicklung von Spätschäden durch Mikrozirkulationsveränderungen	14
1.4.4	Limited Joint Mobility	18
1.5	Fragestellung	19
2	Methodik	21
2.1	Charakterisierung des untersuchten Probandenkollektivs	21
2.2	Untersuchungsmethoden	22
2.2.1	Anamneseerhebung	22
2.2.2	Körperliche Untersuchung	23
2.2.3	Messung der Hautdurchblutung mittels Laser-Doppler-Flowmetrie	23
2.2.3.1	Methode und verwendete Geräte	23
2.2.3.2	Provokationstests der Hautdurchblutung	24
2.2.3.3	Messung der Vasomotion	28
2.2.4	Messung des transkutanen Sauerstoff- und Kohlendioxidpartialdrucks	29
2.3	Ablauf der Untersuchungen	30
2.4	Datenerfassung und statistische Auswertung	31
3	Ergebnisse	33

3.1	Klinische Untersuchung	33
3.1.1	Beschreibung der Untergruppen	33
3.1.2	Blutdruck	33
3.1.3	Gelenkbeweglichkeit	34
3.2	Untersuchung der Mikrozirkulation	35
3.2.1	Transkutaner Sauerstoff- und Kohlendioxidpartialdruck	35
3.2.2	Laser-Doppler-Flowmetrie	38
3.2.2.1	Reaktion auf Wärmeprovokation	38
3.2.2.2	Untersuchung der postokklusiven reaktiven Hyperämie (PORH)	46
3.2.2.3	Vasomotion	54
4	Diskussion	68
5	Zusammenfassung	82
6	Synopsis	84
7	Literaturverzeichnis	86

1 Einleitung

1.1 Einführung in die Thematik

Typische Spätfolgen eines Diabetes mellitus zeigen sich bekanntermaßen in mikrovaskulären Veränderungen wie Nephropathie und Retinopathie. Ziel dieser Studie war es zu untersuchen, inwieweit sich Einschränkungen der Mikrozirkulation in Abhängigkeit vom Vorliegen eines Diabetes und der Dauer dieser Erkrankung nachweisen lassen. Gegenstand war dabei die Untersuchung der Hautmikrozirkulation von diabetischen Patienten mittels Laser-Doppler-Flowmetrie (LDF) und Messung des transkutanen Sauerstoffpartialdrucks (tcpO$_2$). Die LDF ermöglicht nicht-invasive Messungen der (kutanen) Mikrozirkulation. Durch die Erfassung des tcpO$_2$ lassen sich darüber hinaus die Auswirkungen einer gestörten Mikrozirkulation abschätzen.

Unter Limited Joint Mobility (LJM) versteht man eine diabetesassoziierte Einschränkung der Gelenkbeweglichkeit, insbesondere der kleinen Fingergelenke. Sie gilt als assoziiert mit der Entwicklung von Spätschäden, was jedoch hauptsächlich auf epidemiologischen Daten beruht. Daher war ein weiteres Ziel dieser Studie mit Hilfe von LDF und Messung des tcpO$_2$ zu untersuchen, inwieweit sich beim Nachweis einer LJM Veränderungen der Mikrozirkulation zeigen lassen.

Im Folgenden sollen die anatomischen und physiologischen Grundlagen der Mikrozirkulation dargestellt werden, sowie die pathophysiologischen Veränderungen, die sich im Zuge einer diabetischen Stoffwechsellage ergeben. Weiter soll nach einer Kurzübersicht über das Krankheitsbild des Diabetes mellitus ein Überblick über das Syndrom der Limited Joint Mobility gegeben werden.

1.2 Die kutane Mikrozirkulation

Zuerst soll die Anatomie, im Weiteren die Physiologie der Hautdurchblutung dargestellt werden.

1.2.1 Aufbau und Funktion der Haut

Die menschliche Haut (Cutis) bildet die physikalische Barriere des Organismus zur Außenwelt und stellt so die Grenze zwischen innerem und äußerem Milieu dar. Sie hat beim Erwachsenen durchschnittlich eine Fläche von 2 m^2, eine Dicke von 1,5 bis 4 mm und ein Gewicht von 3 kg (bis zu 20 kg mit subkutanem Fettgewebe). Der Aufbau der Haut ist Tabelle 1.2-1 zu entnehmen.

Schicht	Aufbau
Epidermis	mehrschichtiges verhornendes Plattenepithel
	vorwiegend Keratinozyten, die sich nach außen zu einer stabilen Hornschicht differenzieren
	daneben sog. symbiontische Zellen: Melanozyten (Melaninbildung), Langerhans-Zellen (Antigenpräsentation), Merkel-Zellen (Mechanorezeptoren)
Dermis (Lederhaut)	fibroelastische Schicht (kollagenes Bindegewebe und elastische Fasern)
	zweischichtiger Aufbau:
	Stratum papillare (lockeres Bindegewebe), Bildung von Papillen => Verzahnung mit der Epidermis => Erhöhung der mechanischen Festigkeit, Trägerschicht für Gefäße und Nerven der Haut
	Stratum reticulare (zellärmer, dickere Kollagenfaserbündel, weniger elastische Fasern), verantwortlich für mechanische Festigkeit der Haut
Subcutis	besteht aus Fett- und Bindegewebe
	Fettzellen sind in Läppchen angeordnet, die durch bindegewebige Septen unterteilt werden, welche die Subcutis durchziehen und die Dermis an den tiefen Faszien und am Periost fixieren

Tabelle 1.2-1: Histologischer Aufbau der Haut von außen nach innen (Fritsch 1994)

Die vielfältigen Aufgaben und Funktionen der Haut sind in Tabelle 1.2-2 beschrieben.

Aufgabe/Funktion
- mechanischer Schutz (straffes, reißfestes Fasergeflecht der Cutis, Polsterwirkung der Subcutis)
- Isolierungswirkung (Subcutis)
- Thermoregulation (Schweißsekretion, fein regulierte Durchblutung)
- Schutz gegen UV-Strahlung (Pigmentierung mit von Melanozyten gebildetem Melanin)
- Infektionsschutz (trockenes und saures Hautmilieu)
- immunologischer Schutz (Antigenpräsentation, Langerhanszellen)
- Barrierefunktion (Schutz vor unkontrolliertem Stoffaustausch mit der Außenwelt, Austrocknen, Aufnahme von körperfremden Substanzen)
- Sinnesfunktion (Rezeptoren für Wärme-, Schmerz- und Tastreize)
- Synthese von biologisch wirksamem Vitamin D3

Tabelle 1.2-2: Aufgaben und Funktionen der Haut (Fritsch 1994, Lips 2006)

1.2.2 Anatomie des Kapillarsystems

Um den unterschiedlichen Aufgaben gerecht zu werden, verfügt die Haut über eine charakteristische Gefäßarchitektur. Die grundlegende Entdeckung dieser Strukturen ist auf Spalteholz zurückzuführen, der 1893 die Hautgefäße mit Hilfe von Kunststoffausgusspräparaten untersuchte (Altmeyer et al. 1997).

Die Versorgung des Gefäßsystems geschieht über die Hautäste der muskulokutanen Arterien. Diese verzweigen sich in zwei horizontal angelegte Plexus. Am Übergang von Subcutis zu Dermis ist der arterielle Plexus profundus angelegt, der über aufsteigende Vasa communicantia mit dem Plexus superficialis verbunden ist. Dieser befindet sich an der Grenze zwischen Stratum reticulare und Stratum papillare innerhalb der Dermis. Von dort steigen arterielle haarnadelförmige Gefäßschleifen innerhalb der Papillen in Richtung der Epidermis, die das Kapillarnetz afferent versorgen. Die Epidermis selbst ist avaskulär und wird aus den darunter gelegenen Schichten durch Diffusion versorgt. Der venöse Abfluss erfolgt über insgesamt drei bis vier etagenartig angelegte venöse Plexussysteme, die in die tiefer gelegenen Venen drainieren. Die Abschnitte des Mikrozirkulationssystems bestehen aus kleinen dermalen Arteriolen → arteriellen und venösen Kapillaren → postkapillären Venolen → Sammelvenolen → muskulären Venolen und Sammelvenen.

Die nutritive Versorgung des Gewebes wird – wie in anderen Organen auch – von Kapillaren übernommen. Charakteristisch für die Gefäßversorgung der Haut ist daneben jedoch das Vorkommen einer Vielzahl von arterio-venösen Anastomosen, die die Kapillarstrombahn umgehen und eine ausgeprägte Muskelschicht besitzen. Diese verfügen nach Champion (1970, zit. nach Fagrell 1984) sowohl über vasokonstriktorische (adrenerge) als auch über vasodilatatorische (cholinerge) Fähigkeiten. Ihre Hauptaufgabe liegt in der Thermoregulation des Körpers. Weiterhin finden sich noch sog. Metarteriolen. Auch diese stellen Verbindungen zwischen Arteriolen und Venolen dar. Im Unterschied zu den arterio-venösen Anastomosen entspringen aus ihnen jedoch Kapillaren. Durch präkapillär angeordnete Sphinkter kann der Anteil der Kapillardurchblutung und der Anteil der Metarteriolendurchblutung geregelt werden (Fritsch 1994, Altmeyer et al. 1997, Fagrell 1984, Carpentier et Franco 1983).

Eine schematische Übersicht der Gefäßanatomie ist den Abbildungen 1.2-1 und 1.2-2 zu entnehmen.

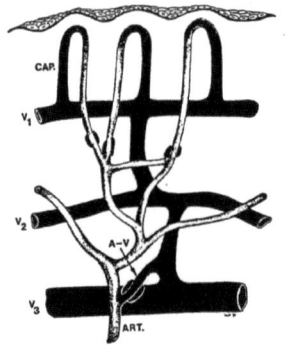 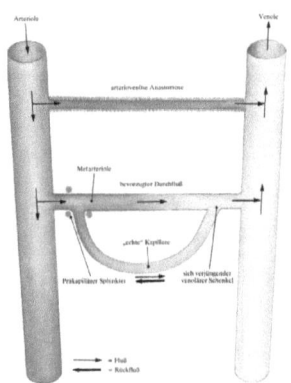

Abbildung 1.2-1: Darstellung der Gefäßanatomie in der Haut (n. Fagrell 1984)
CAP: Kapillare der nutritiven Versorgung, V1-V3: verschiedene Ebenen der venösen Plexus, ART Arteriole, A-V: arteriovenöser Shunt

Abbildung 1.2-2: Schema des Aufbaus der funktionellen Kapillareinheit (n. Carpentier et Franco 1983)

Die Kapillardichte (Kapillaren/mm^2) ist regional und interindividuell sehr unterschiedlich. So finden sich z. B. im Gesicht etwa 130 Kapillarschlingen pro mm^2, am Oberschenkel dagegen nur ca. 30 Schlingen pro mm^2. Verglichen mit anderen Organen ist die Haut insgesamt jedoch relativ dünn kapillarisiert. (Moretti 1968, Stuettgen et Schaefer 1973)

1.2.3 Physiologie der Hautdurchblutung

Aufgrund der Kapillardichte ist auch die Mikrozirkulation der Haut regional sehr unterschiedlich. Grundsätzlich lässt sich annehmen, dass ca. 5 % des Herzzeitvolumens unter Ruhebedingungen und bei Temperaturindifferenz zur Hautdurchblutung beitragen. Die Durchblutungsmenge kann jedoch durch verschiedene Reize (z. B. Wärmeapplikation) stark gesteigert werden. Eine besonders große Variabilität in der Stärke der Durchblutung zeigen dabei die Akren, in denen Schwankungen der Perfusion um den Faktor 100 bis 150 möglich sind. (Fagrell 1984, Sejrsen 1969, Schmidt et al. 2000) Zu den beschriebenen Perfusionsänderungen kommt es durch lokale Vasodilatation und Vasokonstriktion, die über eine Tonusänderung der glatten Muskulatur in der Gefäßwand neuronal, humoral und/oder myogen gesteuert werden können. Im Ruhezustand herrscht dabei

Einleitung 5

ein eher vasokonstriktorischer Ruhetonus vor. (Altmeyer et al. 1997, Rowell 1974, Schmidt et al. 2000)
Vor allem distal bzw. in den akralen Regionen wird die Änderung des Tonuszustandes in hohem Maße sympathisch-adrenerg über α_1-Adrenozeptoren geregelt. So führt eine Stimulation dieser Rezeptoren zur Vasokonstriktion, wohingegen sich eine Dilatation der Gefäße über eine Sympathikushemmung bzw. eine verminderte Sympathikusaktivität erreichen lässt. Allein die Sympathikushemmung durch Sympathektomie kann dabei eine Erhöhung der Durchblutung auf das fünf- bis zehnfache bewirken. Dieser Mechanismus spielt für die Thermoregulation eine große Rolle. Bei Kälteexposition wird über hypothalamische Thermorezeptoren das Absinken der Körperkerntemperatur detektiert. Das Kreislaufzentrum in der Medulla oblongata steuert im Anschluss über sympathische Neurone oder die Freisetzung von Katecholaminen (Adrenalin) aus dem Nebennierenmark die Vasokonstriktion der arteriovenösen Anastomosen in der Haut. Für Wärmeeinwirkung gilt der gleiche Regelkreis: Durch Vasodilatation kann die Wärme über die weitgestellten Gefäße abgegeben werden. Auch die Informationen aus lokalen Temperaturrezeptoren der Haut können eine weitere Afferenz für diesen Regelkreis darstellen. (Schmidt et al. 2000, Golenhofen 1971, Alexander 1993)
Neben dem neuronalen Einfluss sind noch eine ganze Reihe von weiteren Substanzen bekannt, die teils eine lokale, teils eine systemische Wirkung über spezielle Rezeptoren im Endothel der Gefäßwand bewirken. Als Beispiele für vasokonstriktorisch wirkende Substanzen sind hier Endothelin, EDCF (endothelian derived constricting factor) und Angiotensin II zu nennen. Vasodilatatoren sind dagegen EDRF (NO; endothelian derived relaxing factor), Bradykinin, Histamin, Prostaglandin (PGI_2, Prostazyklin) und Adenosin. (Altmeyer et al. 1997, Schmidt et al. 2000, Alexander 1993)
Bei der Betrachtung der Mikrozirkulation der Haut sind die zwei verschiedenen schon angesprochenen Zirkulationssysteme zu unterscheiden. Zum einen existiert ein Kapillarnetz, das vor allem der Nutrition der Hautzellen und des Gewebes dient. Daneben besteht ein durch eine Vielzahl von arteriovenösen Anastomosen geprägtes weiteres System. Dieses steht vor allem im Dienste der Thermoregulation, dient vor allem durch die große Kapazität der Venenplexus jedoch auch als Blutdepot. So können in der Haut des Erwachsenen bis zu 1500 ml Blut gespeichert werden.

Zusätzlich verhindern die arteriovenösen Anastomosen eine nicht nutritive Hyperperfusion des Kapillarnetzes mit daraus resultierendem Abfall des lokalen pCO_2 (Fagrell 1984, Schmidt et al. 2000). In diesem Zusammenhang konnten Coffman und Cohen schon 1971 zeigen, dass eine Verringerung der Umgebungstemperatur den nutritiven Blutfluss nicht signifikant verändert, den Gesamtfluss sowie den arteriovenösen Shuntfluss jedoch signifikant erniedrigt (zit. nach Fagrell 1984). In hohen Umgebungstemperaturen ist die Menge des in den arteriovenösen Plexus befindlichen Blutes ca. 30-mal höher als in den nutritiven papillären Kapillaren (Conrad, 1971, zit. nach Fagrell 1984).

1.2.4 Vasomotion

Um den Hauptaufgaben der Hautdurchblutung nachkommen zu können, verfügt die Haut über ein sehr fein gesteuertes Verteilungsmuster des Blutflusses. Dieses wird über Änderungen des Gefäßwiderstandes geregelt. Bei Untersuchungen der Hautdurchblutung können neben der oben geschilderten Durchblutungsänderung durch Vasokonstriktion und Vasodilatation, die insbesondere durch äußere Einflüsse beeinflusst wird, grundsätzlich Oszillationen des Flusses – sogenannte Flowmotionen – detektiert werden. Diese sind auf rhythmische Änderungen des Gefäßdiameters zurückzuführen, welche als Vasomotion bezeichnet werden (Rossi et al. 2006b). Die Hauptaufgabe der Vasomotion scheint dabei in einer Verbesserung der Perfusion der Kapillaren zu liegen. Nach dem Hagen-Poiseuilleschen Gesetz (vgl. Abbildung 1.2-4) ist der Volumenstrom proportional zur vierten Potenz des Gefäßdurchmessers. Aus diesem Grund erlaubt ein Gefäß mit einem oszillierenden Querschnitt einen deutlich besseren Fluss als ein Gefäß mit einem im Mittel gleichen, aber starren Durchmesser (Wilkin 1989).

$$\frac{\Delta V}{\Delta t} = \frac{\pi \times r^4 \times \Delta p}{8 \times \eta \times l}$$

Abbildung 1.2-4: Hagen-Poiseuillesches Gesetz

Durch Provokationstests, die eine verstärkte Hautdurchblutung zur Folge haben, kann das Ausmaß der Vasomotion noch gesteigert werden (Rossi et al. 2005, Wilkin 1986). Dabei wird allein durch die gesteigerte Vasomotion eine Erhöhung des Blutflusses auf ca. 150 % bewirkt (Ursino et al. 1996).

Durch Spektralanalysen der in der Laser-Doppler-Flowmetrie gewonnenen Daten können im Bereich von 0,009-1,6 Hz (0,54-96 cpm) verschiedene Komponenten der Vasomotion genauer charakterisiert werden. So gelten die Frequenzintervalle 0,6-1,6 Hz (36-96 cpm) und 0,2-0,6 Hz (12-36 cpm) als Komponenten der hämodynamischen Modifikationen, die auf die Herzaktivität und die Atmung zurückzuführen sind. Im niederfrequenteren Bereich unterscheidet man weitere drei Anteile der Vasomotion: Der Bereich von 0,009 bis 0,02 Hz (0,54-1,2 cpm) gilt als vom Endothel generiert, Flowmotionen mit einer Frequenz von 0,02-0,06 Hz (1,2-3,6 cpm) sind auf lokale sympathische Aktivität zurückzuführen und das Intervall von 0,06-0,2 Hz (3,6-12 cpm) spiegelt die Aktivität der muskulären Kapillarwand wider (Stefanovska et al. 1999, Rossi et al. 2006b). Vasomotion tritt sowohl unter Ruhebedingungen als auch unter Provokationsmanövern auf, wobei es unter Provokation zu einer vermehrten Rhythmisierung kommt (Berliner et Maurer 2004). Nach Wilkin (1989) ist die (vermehrte) Vasomotion unter Provokation jedoch vor allem auf die dynamische Phase der Durchblutungsänderung beschränkt. Eine Erklärung für das verstärkte Auftreten von Vasomotionen unter Provokationen wie der postokklusiven reaktiven Hyperämie (s. u.) lässt sich wiederum mit Hilfe des Hagen-Poiseuilleschen Gesetzes finden.

1.2.5 Provokationstests der Hautdurchblutung

Aufgrund der schon genannten lokalen Variabilität der Ruhedurchblutung ist es für eine umfassende Aussage über den Durchblutungszustand notwendig, funktionelle Untersuchungen der Perfusion durchzuführen. Tests, die die Reagibilität des Gefäßsystems prüfen, zielen in der Regel darauf ab, eine Vasodilatation oder Vasokonstriktion zu provozieren. Als typische Provokationstests, die sich international etabliert haben, sind folgende Verfahren zu nennen:

1. Arterielle Okklusion mit Messung der postokklusiven reaktiven Hyperämie (PORH)
2. Thermische Provokation durch
    a. Wärmeapplikation
    b. Kälteprovokation
3. Venöse Okklusion
4. Umlagerung des Patienten vom Liegen zum Stehen (Altmeyer et al. 1997, Creutzig 1993a).

Durch die Durchführung dieser Provokationen und die Beschreibung der Anstiegs- bzw. Abfallcharakteristik der Durchblutung ist es möglich, Durchblutungsveränderungen quantitativ zu beschreiben und zu vergleichen. Für die in der vorliegenden Arbeit vorgestellten Untersuchungen wurden die arterielle Okklusion sowie die Applikation von Wärme verwendet. Diese beiden Provokationstests sollen im Folgenden kurz dargestellt werden.

1.2.5.1 Postokklusive reaktive Hyperämie

Die postokklusive reaktive Hyperämie (PORH) wird im Regelfall nach einer einminütigen bzw. dreiminütigen suprasystolischen Stauung am Finger bzw. am Oberarm gemessen. Während der Okklusion stagniert die Zirkulation fast komplett. Nach Öffnung der Stauung kommt es bei gesunden Probanden zu einem steilen Anstieg der Durchblutung – einer reaktiven Hyperämie. Dies geschieht jedoch nur nach einer Okklusionsdauer im Minutenbereich. Ist die Stauung deutlich kürzer (nur wenige Sekunden), kommt es nach einer kurzzeitigen Flussnormalisierung durch eine myogene reflektorische Vasokonstriktion aufgrund der Gefäßwanddehnung zu einer weiteren Perfusionsabnahme (Johnson et al. 1976 zit. nach Altmeyer et al. 1997, Oestergren et al. 1983). Als Ursache für die PORH werden Sauerstoffmangel und Metabolitenanhäufung angesehen. Nach Altmeyer et al. (1997) besitzt dieser Test die höchste Reproduzierbarkeit.

1.2.5.2 Applikation von Wärme

Bei lokaler Erwärmung der Haut kommt es aufgrund reflektorischer Mechanismen zur Vasodilatation und damit zur Hyperämie, die physiologischerweise im Rahmen der Thermoregulation eine Rolle spielt. Durch spezielle Sondenmessgeräte kann dieser Umstand zur artifiziellen Beeinflussung der Hautdurchblutung genutzt werden. Nach Huch et al. (1981, zit. nach Altmeyer et al. 1997) ist diese Reaktion maximal bei einer Temperatur von 44 °C.

1.3 Messung der Hautdurchblutung

Für die Messung physiologischer und pathophysiologischer Vorgänge im Mikrozirkulationssystem bietet sich die Haut als Organ aufgrund der leichten

Einleitung 9

Zugängigkeit an. Neben optischen Methoden wie der Kapillarmikroskopie, die gut geeignet sind zur qualitativen Beschreibung des Gefäßsystems, sind zur Darstellung von Reaktions- und Leistungsfähigkeit des Kapillarsystems vor allem die Laser-Doppler-Flowmetrie sowie die transkutane Sauerstoffpartialdruckmessung als etablierte Verfahren geeignet. Daneben bieten diese Verfahren die Möglichkeit einer quantitativen Erfassung von pathologischen Reaktionen und somit Vergleichsmöglichkeiten und ermöglichen in Kombination die getrennte und kombinierte Beurteilung des nutritiven und gesamten Kapillarsystems.
Im Folgenden sollen diese beiden Untersuchungmethoden kurz dargestellt werden.

1.3.1 Laser-Doppler-Flowmetrie

Die Laser-Doppler-Flowmetrie (LDF), die 1972 erstmals von Riva an Einzelgefäßen und 1973 von Stern an Gewebe durchgeführt wurde (Altmeyer et al. 1997, Shepherd et Oeberg 1990), beruht auf dem Prinzip des Doppler-Effektes. In das Gewebe eingestrahltes Laserlicht wird reflektiert und verändert beim Auftreffen auf bewegte Strukturen – im Wesentlichen Erythrozyten – die Frequenz. Diese Frequenzänderung ist abhängig von der Anzahl der sich bewegenden Zellen und deren mittlerer Geschwindigkeit (vgl. Abbildung 1.3-1).

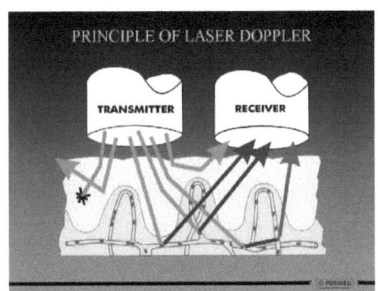
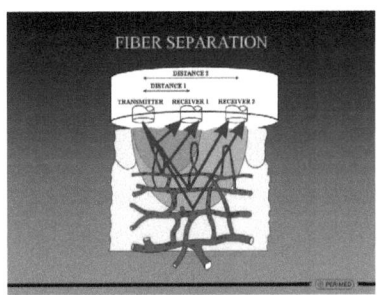

Abbildung 1.3-1: Darstellung des Laser-Doppler-Prinzips (Bakken 1998)   *Abbildung 1.3-2: Darstellung der Abhängigkeit der Messtiefe von der Sondengeometrie (Bakken 1998)*

Das reflektierte Laserlicht wird mit Hilfe eines Photodetektors in einen Photostrom umgewandelt, der dann aus zwei Teilen besteht: einem Gleichstromsignal und einem Wechselstromanteil. Während das Gleichstromsignal auf unverändert reflektiertes Laserlicht zurückgeht, ist der Wechselstromanteil auf die unterschiedlichen Frequenzen des an bewegten Strukturen reflektierten Lichtes zurückzuführen. Mittels verschiedener Rechenoperationen lässt sich daraus der Fluss berechnen, dessen

Höhe in relativen „arbitrary units" (AU) ausgegeben wird (Shepherd et Oeberg 1990). Eine Angabe von absoluten Flussmessungen ist nicht möglich, da die Gefäßarchitektur, der lokale Hämatokrit, der Hämoglobingehalt, die Epidermisdicke und die exakte Eindringtiefe im Messbereich unbekannt sind (Creutzig 1993a). Das Signal, das von einer unbewegten weißen Oberfläche erzeugt wird, wird gleich Null gesetzt. Auch von unbewegtem avitalem Gewebe kann ein Fluss abgeleitet werden, der am ehesten auf die Brown'sche Molekularbewegung zurückzuführen ist. Als biologischer Nullpunkt („biological zero") wird daher derjenige Wert angesehen, der während einer arteriellen Stauung unter Stagnation der Perfusion erreicht wird (Altmeyer et al. 1997, Creutzig 1993a, Bircher et al. 1994). Aufgrund von erheblichen Schwankungen des Signals erscheinen Untersuchungen unter Ruhebedingungen nur in den seltensten Fällen sinnvoll, wohingegen nach Creutzig und Caspary die „Veränderungen des Signals unter standardisierten Reizen eine akzeptable Reproduzierbarkeit" zeigen (Creutzig et Caspary 1994, S. 547).

Die Messtiefe dieser Methode ist bis heute nicht genau bekannt. Sie ist neben der Gewebestruktur und Gefäßverteilung abhängig von der Homogenität der Durchblutung und der Sondengeometrie (vgl. Abbildung 1.3-2). Für die Eindringtiefe des Lichtes ins Gewebe werden Werte von 1 bis 6 mm angegeben. Bei einer angenommenen Messtiefe von 0,5 bis 1 mm werden bei Messung der kutanen Mikrozirkulation neben dem papillären Plexus auch tiefere, subpapillär gelegene Gefäße mit erfasst. Das bedeutet, dass nicht nur der nutritive Blutfluss, sondern auch Teile des thermoregulativen bzw. des Shuntblutflusses beurteilt werden (Altmeyer et al. 1997, Shepherd et Oeberg 1990, Creutzig et Caspary 1994).

Daneben ist mit der Laser-Doppler-Flowmetrie eine zeitliche Erfassung der Gefäßoszillationen bzw. der sog. Vasomotionen möglich.

1.3.2 Transkutane Sauerstoff- und Kohlendioxidpartialdruckmessung

Ursprünglich als Methode zur Blutgasüberwachung in der Neonatologie und Intensivmedizin entwickelt, bietet sich die Messung des transkutanen Sauerstoffpartialdrucks ($tcpO_2$) an, um den nutritiven Anteil der Hautdurchblutung nicht-invasiv zu erfassen.

Die Methode beruht auf dem Prinzip, dass physikalisch gelöste Sauerstoffmoleküle an Edelmetallkathoden reduziert werden und der resultierende Strom, der proportional zur Menge der Sauerstoffmoleküle ist, gemessen wird. Auf nicht erwärmter Haut findet sich ein $tcpO_2$ von weniger als 3,5 mmHg. Durch Erwärmung kommt es zu einer Vasodilatation der papillären Plexusgefäße und der $tcpO_2$ gleicht sich beim Gesunden mit steigender Hyperämie dem arteriellen Sauerstoffpartialdruck an. Bei gestörter peripherer Mikrozirkulation spiegelt der $tcpO_2$ den lokalen kutanen Hyperämiefluss wider und gibt dabei durch die Messtiefe von 100 µm den nutritiven Blutfluss wider. Eine Beziehung zum arteriellen pO_2 wie beim Gesunden besteht nicht mehr.

Messungen bei einer Sondentemperatur von 44 °C führen zu einer maximalen Vasodilatation und erlauben somit eine Aussage über den Ist-Zustand bzw. die derzeitige Versorgung und somit über den aktuellen nutritiven Blutfluss. Messungen zur Autoregulation und Gefäßreagibilität sind hierbei nicht möglich. Dafür ist bei dieser Temperatur nach Creutzig et al. (1987) eine gute Reproduzierbarkeit der Messergebnisse gegeben. Für die Messung von Regulationsvorgängen wird in der Regel eine Sondentemperatur von 37 °C verwendet. Nachteil der Messung bei dieser Temperatur ist die schlechte Reproduzierbarkeit, wodurch eine Aussage nur durch Vielfachmessungen möglich ist. (Altmeyer et al. 1997, Creutzig et al. 1987, Creutzig et Caspary 1994, Creutzig 1993b)

Eine weitere nicht-invasive Methode zur Erfassung der lokalen metabolischen Situation ist die Messung des transkutanen Kohlendioxidpartialdrucks. Durch Erwärmung der Haut und Diffusion von Kohlendioxid (CO_2) durch die Epidermis kommt es an der Elektrode zur Bildung von Kohlensäure (H_2CO_3) aus CO_2 und Wasser, die unter Bildung von Wasserstoffionen dissoziiert. Durch pH-Messung kann ein Rückschluss auf den vorherrschenden Kohlendioxidpartialdruck gezogen werden. Die $tcpCO_2$-Messung wurde bisher vor allem für die anästhesiologische und intensivmedizinische Überwachung der arteriellen Kohlendioxidkonzentration und des Säure-Basen-Haushalts sowie für sportmedizinische und sportphysiologische Untersuchungen eingesetzt.

1.4 Diabetes mellitus

Nach den Leitlinien der Deutschen Diabetes Gesellschaft ist der Diabetes mellitus definiert als „eine durch den Leitbefund chronische Hyperglykämie charakterisierte Regulationsstörung des Stoffwechsels. Es liegt entweder eine gestörte Insulinsekretion oder eine verminderte Insulinwirkung oder auch beides zugrunde.

Die chronische Hyperglykämie führt über die diabetesspezifische Mikroangiopathie zu Folgeerkrankungen, vorwiegend an Augen, Nieren und Nervensystem [...]" (Kerner et al. 2004).

1.4.1 Einteilung und Epidemiologie

Eine Klassifikation des Diabetes mellitus in verschiedene Typen wurde letztmals 1997 von der Amerikanischen Diabetes-Gesellschaft (ADA) vorgenommen und kurze Zeit später von WHO (1998) und Deutscher Diabetes-Gesellschaft (2000) übernommen. Dabei werden ausgehend von der zugrunde liegenden Pathogenese insgesamt vier verschiedene Typen unterschieden:

I. Typ 1-Diabetes
II. Typ 2-Diabetes
III. andere spezifische Diabetes-Typen
IV. Gestationsdiabetes.

Da für diese Studie nur Typ 1- und Typ 2-Diabetiker untersucht wurden, werden im Folgenden vor allem diese beiden Typen genauere Berücksichtigung finden. In der Bundesrepublik Deutschland lebten zur Jahrtausendwende ca. 6,5 Mio. Menschen mit einem Diabetes mellitus, ca. 95 % davon mit einem Typ 2-Diabetes. Das entspricht einer Prävalenz von ca. 8 %. Bekanntermaßen geht der Diabetes mellitus mit einer Reihe von Spätkomplikationen einher. Dabei kann man zum derzeitigen Zeitpunkt von einer Inzidenz von etwa 56.000 Retinopathien, ca. 2.300 Erblindungen und ungefähr 4.000 Fällen neu aufgetretener Dialysepflichtigkeit pro Jahr allein in der Bundesrepublik Deutschland ausgehen. Die Kosten, die durch diese Erkrankung verursacht werden, liegen jährlich bei ca. 12 % der Gesamtausgaben der gesetzlichen Krankenversicherungen. Weltweit leiden nach WHO-Angaben etwa 175 Mio. Menschen an der Erkrankung – bis zum Jahr 2025 wird diese Zahl Schätzungen zufolge auf ca. 300 Mio. ansteigen (Bretzel 2000).

1.4.2 Pathogenese

1.4.2.1 Diabetes mellitus Typ 1

Die Ursache des Typ 1-Diabetes liegt in einer fortschreitenden Zerstörung der B-Zellen in den Langerhansschen Inseln des Pankreas, die für die Insulinproduktion zuständig sind, wodurch es zu einem Insulinmangelsyndrom kommt, das durch Polyurie, Polydipsie, Gewichtsverlust und Ketoazidose gekennzeichnet ist. Es herrscht vorwiegend ein absoluter Insulinmangel. In den meisten Fällen findet man eine Erstmanifestation in jüngeren Lebensjahren, die sich entweder plötzlich und abrupt mit den typischen Symptomen bis hin zum Bewusstseinsverlust durch ketoazidotische Stoffwechselentgleisung äußert oder sich vorerst nur in einer gestörten Glucosetoleranz zeigt. Diese kann im Rahmen einer akuten Stoffwechselbelastung (z. B. im Rahmen eines Infektes) zur Entgleisung führen. Pathophysiologisch können zwei Subtypen unterschieden werden. Der Subtyp 1A ist immunologisch vermittelt durch (Auto-)Antikörper gegen Inselzellen (ICA), Insulin (IAA), die Glutamat-Decarboxylase der B-Zellen (GAD65A) oder gegen die Tyrosinphosphatase (IA-2A). Eine prädisponierende Rolle wird genetischen Faktoren zugeschrieben. Für den idiopathischen Subtyp 1B, der in Deutschland eher selten ist, konnte bisher keine kausale Ursache gefunden werden. Hier zeigt sich eine starke genetische Penetranz (Kerner et al. 2004).

1.4.2.2 Diabetes mellitus Typ 2

Der Typ 2-Diabetes wird hervorgerufen durch eine gestörte Insulinsekretion und/oder eine Insulinresistenz. Eine autoimmune Zerstörung der B-Zellen erfolgt hier nicht. Neben einer genetischen Prädisposition spielen falsche Ernährung, mangelnde körperliche Aktivität, höheres Lebensalter und vor allem Übergewicht eine Rolle für die Manifestation dieser Erkrankung. Üblicherweise tritt diese Form des Diabetes bei älteren Patienten auf, in den letzten Jahren wurde jedoch weltweit eine Zunahme der Inzidenz bei jüngeren Menschen – inklusive Kindern und Jugendlichen – beschrieben. Vor allem durch den relativen Insulinmangel findet man bei dieser Form des Diabetes seltener schwere Stoffwechselentgleisungen, dafür sind in dieser Gruppe schwere Spätschäden wie Mikro- und Makroangiopathien sowie Neuropathien häufiger. Ein absoluter Insulinmangelzustand liegt hier erst relativ spät durch „Erschöpfung" der B-Zellfunktion vor. Die weitaus größte Gruppe (ca. 95 %) der Diabetiker leidet unter einem Diabetes mellitus Typ 2. (Bretzel 2000, Kerner et al. 2004, Laube 2000)

1.4.3 Mikroangiopathien: Entwicklung von Spätschäden durch Mikrozirkulationsveränderungen

Im Rahmen der Entwicklung von Spätschäden durch einen Diabetes mellitus kommt gerade den vaskulären Ursachen eine entscheidende Rolle zu. So führen makrovaskuläre Veränderungen zu einer erhöhten Inzidenz von Schlaganfällen und Myokardinfarkten, wohingegen mikrozirkulatorische Veränderungen vor allem die Ursache für Retinopathie und Nephropathie und damit letztlich für Erblindung und Dialysepflichtigkeit darstellen. Ca. 97 % der jungen Diabetiker entwickeln nach einer Erkrankungsdauer von 15 Jahren eine Retino- und etwa 30-40 % eine Nephropathie (Tooke 1996). Auch im Rahmen der diabetischen Kardiopathie und Neuropathie nennt Tooke (1996) Veränderungen der Mikrozirkulation als ursächlich beteiligte Störungen.

Zurückführen lassen sich diese Veränderungen auf eine Reihe von funktionellen Störungen und Änderungen auf der biochemischen Ebene. So kann nach Sullivan (1990, zit. nach Hammes 2000) bereits eine kurzfristige Hyperglykämie eine Gefäßerweiterung und somit einen gesteigerten Blutfluss hervorrufen, was letztlich auch zu einem gesteigerten Druck führt. Der hämodynamische Stress bzw. die Scherkräfte verursachen eine Verletzung der Endothel-Integrität. Dies hat eine Störung der Gefäßpermeabilität, Modulation vasoaktiver Mediatoren und Veränderung der Synthese von Matrixproteinen, sowie eine Verdickung der Basalmembran zur Folge. Durch den sklerosierenden Prozess kommt es zu einer Einschränkung der vasodilatativen Kapazität und vor allem in der Retina, jedoch auch in anderen Organregionen, zu Störungen der Autoregulation (siehe Abbildung 1.4-1). Zu Beginn der Erkrankung lassen sich solche Veränderungen durch eine rigorose Blutzuckereinstellung wieder normalisieren bzw. die Entwicklung von Spätschäden herauszögern, wie (1993) im „Diabetes Control and Complication Trial" gezeigt werden konnte, – länger andauernde Veränderungen sind hingegen irreversibel.

Einleitung

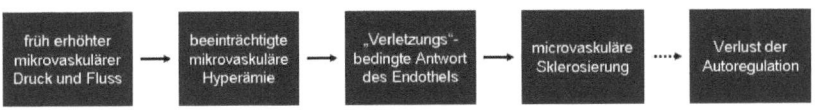

Abbildung 1.4-1: Hämodynamische Hypothese der Pathogenese der diabetischen Mikroangiopathie (mod. nach Tooke 1996)

Eine weitere Theorie in diesem Zusammenhang stellt die „Steno-Hypothese" dar. Diese geht von einer erhöhten Permeabilität der Endothelbarriere aufgrund einer genetisch terminierten Strukturänderung des Enzyms N-D-Acetylase aus, welches für die Bildung von Heparansulfatproteoglykan verantwortlich ist. Die zu Beginn einer Nephropathie auftretende Mikroalbuminurie lässt sich mit Hilfe dieser mikroangiopathischen Theorie erklären (Tooke 1996).

Vor allem für den Typ 2-Diabetes existiert nach Yki-Järvinen (2003) noch eine weitere Ursache der endothelialen Dysfunktion: Insulin ist in der Lage über die Freisetzung von NO (Stickstoffmonoxid) eine Vasodilatation zu induzieren. Obwohl Insulin selber nur ein sehr schwacher Vasodilatator ist, kann es die Endothelabhängige Gefäßerweiterung potenzieren. Im Rahmen einer Insulinresistenz ist diese Funktion gestört – die Vasodilatation im Rahmen einer (maximalen) funktionellen Hyperämie ist eingeschränkt.

Auf der biochemischen Ebene lassen sich weitere Ursachen für die Beeinträchtigung der Mikrozirkulation finden: Die intrazelluläre Glucose wird unter Hyperglykämie durch das Enzym Aldosereduktase vermehrt zu Sorbitol verstoffwechselt, das durch die Sorbitol-Dehydrogenase weiter zu Fructose reduziert wird. Begleitend zu diesem gesteigerten Glucosemetabolismus über den Polyolweg kommt es zu einer „Pseudohypoxie" durch vermehrte Umsetzung von NAD^+ zu NADH. Reziprok zum erhöhten Sorbitol fällt die Konzentration von intrazellulärem Myoinositol ab. Dieses stellt eine Ausgangssubstanz für die Bildung von Phosphoinositiden dar, welche für die Regulation von Membranfunktionen von Bedeutung sind. Insbesondere im Nervengewebe ist die verminderte Konzentration von Myoinositol Ursache für ein erniedrigtes Diacylglycerol, was sich in einer gestörten Aktivität der Na^+/K^+-ATPase zeigt. Diese ist für das Aufrechterhalten des Na⁺-Gradienten verantwortlich. Ein normaler Na⁺-Gradient ist für ein normales Aktionspotential und eine normale Nervenleitgeschwindigkeit notwendig (Hammes 2000, Starke 1995). Die möglichen Folgen eines aktivierten Aldose-Reduktase-Weges für die Mikrozirkulation sind nach Hammes (2000) eine gestörte Gefäßpermeabilität, eine gesteigerte Matrixproduktion mit Verdickung der Basalmembran und Zellschädigungen.

Neben dem Polyolweg kommt es intrazellulär zur Hyperglykämie-bedingten Aktivierung v. a. der ß$_2$-Isoform der Proteinkinase C durch die vermehrte Synthese von Diacylglycerol und Lysophosphatid. Gleichzeitig wird das Enzym aus dem Zytoplasma in die Zellmembran transloziert. Die Folgen sind intrazelluläre Veränderungen (cAMP-Gehalt) und eine gesteigerte Ansprechbarkeit der Zellen auf Wachstumsfaktoren und –hormone (Hammes 2000, vgl. Abbildung 1.4-2).

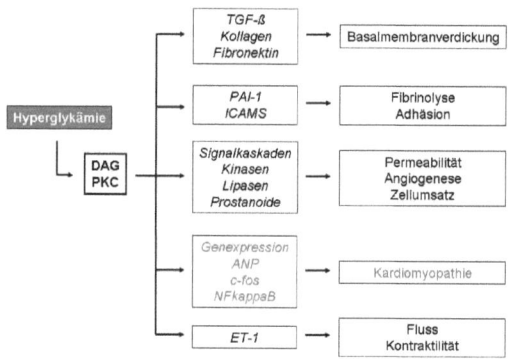

Abbildung 1.4-2: Die Hyperglykämie induzierte Aktivierung der Proteinkinase C beeinflusst die Matrixsynthese, die Gefäßpermeabilität und die Zellregeneration (mod. nach Moya und King, 1998)

Als dritter Schlüsselmechanismus für die Entstehung der diabetischen Mikroangiopathie wird die nicht-enzymatische Glykosilierung und die Bildung von sog. AGE („advanced glycosilation end products") verantwortlich gemacht. Hierbei kommt es durch die Reaktion von reduzierenden Zuckern mit der freien Aminogruppe eines Proteins zur Bildung einer Schiff'schen Base, die sich zum stabileren Ketoamin (Amadori-Produkt) umlagert. Durch oxidative und nichtoxidative Umlagerungsprozesse entstehen aus den Amadori-Produkten bestimmte Lysin- und Argininverbindungen – die AGE.

Bedingt durch die Bildung von AGE kommt es zu Quervernetzungen von Matrixproteinen (z. B. Typ IV-Kollagen, Laminin und Fibronektin) untereinander sowie

Einleitung

mit anderen Proteinen. Dies hat unter anderem eine Versteifung der Basalmembran, des Kollagen sowie ein gestörtes Remodelling der Gefäßwand zur Folge. Die veränderte Angiogenese der diabetischen Retinopathie konnte darüber hinaus mit dem Auftreten von AGE in Zusammenhang gebracht werden. Ursächlich scheint hier die gestörte Interaktion zwischen Kapillarzellen und Extrazellularmatrix zu sein (Preissner et al. 1997). Intrazelluläre AGE verändern direkt die Funktionen von Peptiden und Proteinen. Darüber hinaus exprimieren Makrophagen nach Vlassara et al. (zit. nach Mehnert et al. 1999) spezifische AGE-Rezeptoren, nach deren Bindung an AGE-Proteine eine Ausschüttung von Cytokinen induziert wird. Diese verursachen in Endothelzellen und mesenchymalen Zellen die Freisetzung von Wachstumsfaktoren und Kollagenasen, was einen weiteren Faktor für die Entstehung von Gefäßwandläsionen darstellen dürfte (Hammes 2000, Mehnert et al. 1999). Doch auch endotheliale Zellen besitzen AGE-Rezeptoren, über die eine prokoagulatorische Veränderung der Endotheloberfläche (z. B. die verminderte antikoagulatorische Wirkung von Protein C durch verringerte Thrombomodulinbildung) und eine vasokonstriktorische Wirksamkeit durch Endothelin-1-Freisetzung und Inhibierung der Freisetzung von Stickstoffmonoxid (NO) vermittelt wird (Starke 1995). Gleichzeitig wird die Matrixsynthese stimuliert und es kommt zu Zellhypertrophie und -hyperplasie. Daneben entsteht intrazellulär verstärkt oxidativer Stress, was u.a. die Aktivierung des Transkriptionsfaktors NFκB bewirkt, wodurch wiederum Gene aktiviert werden, „die bei chronischen Prozessen wie Diabetes relevant sein können, wie z. B. Zytokine, Adhäsionszeptoren, vasoaktive Hormone und Gerinnungsfaktor-Rezeptoren." (Hammes 2000, S. 18). Zusammenfassend führen die genannten Veränderungen durch die Bildung von AGE und deren Quervernetzung zu einem vermehrten Gehalt an Makromolekülen wie Kollagen, Laminin und Fibronektin in der Basalmembran – insgesamt also zu einer Verbreiterung und Versteifung der Basalmembran und erleichtern die Adhäsion an andere Zellen. Die Abnahme von negativ geladenem Heparansulfat-Proteoglykan erhöht die Permeabilität. Durch einen initial erhöhten Fluss steigt der transkapilläre Druck, was zu einer weiteren Permeabilitätserhöhung mit extravasaler Ablagerung von verschiedenen Stoffen bzw. Proteinen und konsekutiver Verschlimmerung der Basalmembranverdickung führt. Vom Endothel sezernierte Zytokine und Wachstumsfaktoren können weitergehende Gefäßverengungen provozieren. Durch Anlagerung von Thrombozyten an aktiviertes Endothel kann unter Freisetzung von weiteren prokoagulatorisch wirksamen Stoffen ein Verschluss des Gefäßes resultieren. Unklar ist, bis zu welchem Zeitpunkt die Veränderungen durch eine Stoffwechselnormalisierung wieder reversibel sind (Starke 1995).

1.4.4 Limited Joint Mobility

Auch das Bindegewebssystem und die Knochen sind von den metabolischen Veränderungen, die durch einen Diabetes mellitus verursacht werden, betroffen. Als eine der frühesten klinisch apparenten Komplikationen eines Diabetes gilt die Limited Joint Mobility (LJM), die auch als diabetische Cheiro(arthro)pathie bezeichnet wird. Das Syndrom der LJM wurde 1974 von Rosenbloom et al. erstmals bei drei jungen Diabetikern beschrieben. Es ist gekennzeichnet durch eine eingeschränkte Beweglichkeit v. a. der kleinen Fingergelenke, die zu der Unfähigkeit der Betroffenen führt, die Handflächen ohne eine Lücke zwischen den gegenüberliegenden Fingern und Handflächen aufeinander zu pressen (Kim et al. 2001). Daneben können auch größere Gelenke wie das Handgelenk oder das Schultergelenk betroffen sein. Zur Untersuchung auf LJM findet der sog. „Prayer-Sign"-Test seine Anwendung (vgl. Abbildung 2.2-1).

Neben der Einschränkung der Gelenkbeweglichkeit kann häufig eine verdickte, wachsartige Haut vorgefunden werden (Ballantyne et Hooper 2004). Die Häufigkeit des Syndroms der LJM wird bei diabetischen Patienten mit 8-50 % angegeben (Smith et al. 2003), wobei die Häufigkeit des Auftretens dieses Syndroms nach Infante (2001) insgesamt rückläufig ist. Die Autoren begründen dies mit einer Verbesserung der Stoffwechseleinstellung in den letzten Jahrzehnten. Nach Rosenbloom (1989) tritt das Syndrom sowohl bei Typ 1- als auch bei Typ 2-Diabetikern, jedoch nicht in der Normalbevölkerung auf. Die zugrunde liegende Ursache ist nach Kim et al. (2001) wahrscheinlich multifaktoriell:
- verstärkte Glykosilierung von Kollagen in der Haut und im periartikulären Gewebe
- verminderter Abbau von Kollagen
- diabetische Mikroangiopathie
- (eventuell) diabetische Neuropathie.

Durch die AGE kommt es darüber hinaus zu einem Verlust von elastischen Fasern im Corium (Fassbender 2000).

In verschiedenen Studien konnte ein Zusammenhang zwischen der LJM und diabetischen Spätschäden, wie der Nephropathie und der Retinopathie abgeleitet werden. Rosenbloom et al. (1981) konnten zeigen, dass mit dem Auftreten der diabetischen Cheiropathie das Risiko für die Entwicklung einer mikrovaskulären Erkrankung deutlich erhöht ist. So steigt laut dieser Studie die Wahrscheinlichkeit, mikrovaskuläre Folgen zu erleiden, bereits nach 8-10 Jahren Erkrankungsdauer bei Patienten mit LJM auf ca. 40 % (ca. 5-10 % bei Patienten ohne LJM), nach einem Zeitraum von 16 Jahren ist das mikrovaskuläre Risiko bei über 80 % mit und ca. 20 % ohne Nachweis einer Cheiropathie. Amin et al. (2005) konnten zeigen, dass die Entwicklung einer LJM mit einem erhöhten Risiko für die Enstehung einer Mikroalbuminurie assoziiert ist. Ein Zusammenhang zwischen dem Auftreten einer LJM und der diabetischen Retinopathie wurde von Lawson et al. (1983) nachgewiesen.

Abzugrenzen ist das Syndrom der LJM gegenüber dem Vollbild des diabetischen Handsyndroms, das neben den Symptomen der LJM auch noch durch starke Schmerzen bei Bewegung, sowie durch Gefäßverkalkung gekennzeichnet ist (Ballantyne et Hooper 2004).

1.5 Fragestellung

Um die Veränderungen, die in Bezug auf die Mikrozirkulation durch einen Diabetes mellitus verursacht werden, genauer abschätzen zu können, wurden in der vorliegenden Studie folgende Hypothesen untersucht:

I. Beide Stimulationsreize (Wärmeapplikation, suprasystolische Stauung) sind geeignet:
Beide Stimulationsreize führen zu einer Reaktion/Hyperämie in der Mikrozirkulation. Gleichzeitig ergibt sich eine Veränderung der Vasomotion. Darüber hinaus ergibt sich die Frage nach Unterschieden zwischen den beiden Tests.

II. Die schon beschriebenen Unterschiede in der Mikrozirkulation lassen sich zwischen Diabetikern und Kontrollgruppe auch in der untersuchten Population wieder finden:
Diese Unterschiede betreffen die Maximalreaktion auf die Stimulationsreize (weniger stark bei Diabetikern), die Reaktionszeiten bzw. Reaktionsgeschwindigkeiten (Anstiegsgeschwindigkeiten sind geringer bei Diabetikern), das Vasomotionsmuster (eingeschränkte Vasomotion bei

Diabetikern), die nutritive Versorgung (tcpO$_2$ geringer bei Diabetikern). Es lässt sich ein Zusammenhang zwischen den einzelnen Messparametern und dem Vorliegen eines Diabetes nachweisen.

III. Allein aus der Dauer der Erkrankung ergeben sich Unterschiede in Bezug auf die Mikrozirkulation:

Kurzzeitdiabetiker haben im Mittel auch in Ruhe eine höhere Durchblutung als Langzeitdiabetiker und Nicht-Diabetiker. Bezüglich der Reaktion auf Stimulationsreize lässt sich ein Unterschied zwischen Kurz- und Langzeitdiabetikern nachweisen. Die Reaktionen der Langzeitdiabetiker fallen deutlich geringer aus als in den Vergleichsgruppen. Diese Unterschiede bestehen in Bezug auf die Maximalreaktion, die Anstiegs- bzw. Reaktionsgeschwindigkeiten und das Vasomotionsmuster. Die nutritive Versorgung der Langzeitdiabetiker ist signifikant schlechter. Es lässt sich ein Zusammenhang zwischen den einzelnen Messparametern und der Erkrankungsdauer nachweisen.

IV. Die Limited Joint Mobility gilt als Prädiktor von mikrozirkulationsbedingten Spätfolgen. Unabhängig von der Erkrankungsdauer ist die Mikrozirkulation der LJM-Patienten schlechter als in der Gruppe der Nicht-LJM-Patienten und deutlich schlechter als in der Kontrollgruppe:

Dies bezieht sich auf die Maximalreaktion auf die Stimulationsreize, die Reaktionszeiten bzw. Reaktionsgeschwindigkeiten (Anstiegsgeschwindigkeiten), das Vasomotionsmuster und die nutritive Versorgung. Zwischen den einzelnen Messparametern und dem Vorliegen einer LJM lässt sich ein Zusammenhang nachweisen.

2 Methodik

2.1 Charakterisierung des untersuchten Probandenkollektivs

Die vorliegende Studie wurde an insgesamt 60 freiwilligen Probanden in der Medizinischen Klinik und Poliklinik III des Universitätsklinikums Gießen durchgeführt. Das untersuchte Kollektiv setzte sich dabei aus 20 (33,3 %) Typ 1-Diabetikern (m: 13, w: 7), 21 (35 %) Typ 2-Diabetikern (m: 11, w: 10) und 19 (31,7 %) Kontrollpersonen zusammen.

Erwartungsgemäß waren die Typ 1-Diabetiker im Mittel jünger als die Typ 2-Diabetiker (45,2 ± 20,54 Jahre vs. 62,9 ± 8,95 Jahre, Variationsbreite 17 - 73 vs. 38 - 83 Jahre) und hatten einen geringeren BMI (23,79 ± 2,91 kg/m^2 vs. 28,54 ± 4,84 kg/m^2). Die Dauer der Erkrankung war in der Gruppe der Typ 1-Diabetiker durchschnittlich etwas länger (19,85 ± 15,23 Jahre vs. 12,68 ± 9,01 Jahre, Variationsbreite 1 - 42 Jahre vs. 0,25 - 26 Jahre). Der systolische (129,3 ± 16,0 mmHg vs. 135,2 ± 16,1 mmHg) sowie der diastolische Blutdruck (73,3 ± 7,1 mmHg vs. 74,3 ± 10,3 mmHg) waren in beiden Gruppen annähernd gleich. Auch bezüglich der Blutzuckereinstellung unterschieden sich die beiden Gruppen nicht signifikant. Das HbA$_{1c}$ lag bei 8,79 ± 1,65 % vs. 8,44 ± 1,98 %.

Als Kontrolle wurde eine Gruppe von 19 Nicht-Diabetikern im Alter von 16-79 Jahren untersucht.

Die erhobenen Parameter zur Charakterisierung des Probandenkollektivs stellt Tabelle 2.1-1 dar.

	Kontrollgruppe	Typ 1-Diabetiker	Typ 2-Diabetiker
Anzahl	19	20	21
Alter (Jahre)	39,53 (16 - 79)	45,20 (17 - 73)	62,90 (38 - 83)
Geschlecht (m : w)	10 : 9	13 : 7	11 : 10
BMI (kg/m^2)	23,71 ± 4,29	23,79 ± 2,91	28,54 ± 4,84
Raucher	3 (15,8 %)	8 (40,0 %)	1 (4,8 %)
Syst. Blutdruck (mmHg)	119,1 ± 15,4	129,3 ± 16,0	135,2 ± 16,1
Diast. Blutdruck (mmHg)	70,9 ± 13,4	73,3 ± 7,1	74,3 ± 10,3
Erkrankungsdauer (Jahre)		19,85 ± 15,24	12,68 ± 9,01
HbA$_{1c}$ (%)		8,79 ± 1,65	8,44 ± 1,98
art. Hypertonie (anamnestisch)	7 (36,8 %)	13 (65,0 %)	17 (81,0 %)
pAVK	0 (0,0 %)	2 (10 %)	4 (19 %)
Hyperlipoproteinämie	4 (21,1 %)	9 (45 %)	13 (61,9 %)

Tabelle 2.1-1: Charakterisierung des Probandenkollektivs (angegeben sind Häufigkeiten oder Mittelwerte ± Standardabweichung)

Bei allen Probanden wurde eine Kurzanamnese zu vorbekannten Erkrankungen durchgeführt. Als Ausschlusskriterien für eine Teilnahme an der vorgestellten Studie galten systemische Gefäßerkrankungen (z. B. Vaskulitiden), Hauterkrankungen sowie rheumatische Erkrankungen.

Bei 30 % der Typ 1-Diabetiker und bei 38,1 % der Typ 2-Diabetiker konnte mit Hilfe des Rosenbloom-Zeichens bzw. des Prayer-Signs eine Limited Joint Mobility (LJM) nachgewiesen werden. Legt man als Grenze eine Diabetesdauer von 10 Jahren zugrunde, so waren in der untersuchten Population 60 % der Typ 1-Diabetiker und 42,9 % der Typ 2-Diabetiker der Gruppe der Langzeitdiabetiker zuzuordnen.

2.2 Untersuchungsmethoden

2.2.1 Anamneseerhebung

Bei allen Probanden wurde eine Anamnese erhoben. Dabei wurden Alter, Größe und Gewicht der Probanden erfasst. Die Diabetiker wurden nach ihrer Erkrankungsdauer und eventuellen Spätschäden wie Neuropathie, Nephropathie und Retinopathie befragt. Weiterhin wurden bei allen Probanden der derzeitige und frühere Alkohol- und Nikotinkonsum, derzeitige Medikamenteneinnahmen sowie das Vorliegen von Begleiterkrankungen erfasst, wobei im Besonderen eine periphere arterielle Verschlusskrankheit, eine vorbekannte arterielle Hypertonie sowie eine Hyperlipoproteinämie abgefragt wurden.

Durch Studium der Krankenakten wurden diese Informationen vervollständigt und um die aktuellen Laborwerte für HbA1c, Hämoglobin, Hämatokrit, Triglyzeride, Cholesterin, Creatinin und Protein im Urin ergänzt.

Um die Auswirkungen einer eventuell schon vorhandenen Mikroangiopathie zu erfassen, wurden anhand von Patientenanamnese und mit Hilfe der Patientenakte die Häufigkeit von diabetischen Spätschäden erfasst. Passend zur etwas längeren Erkrankungsdauer zeigte sich bei Typ 1-Diabetikern ein häufigeres Auftreten von Neuropathien und Retinopathien (Unterschiede nicht signifikant), Nephropathien traten in beiden Gruppen etwa gleich häufig auf (vgl. Tabelle 2.1-2).

Methodik

	Typ 1-Diabetiker	Typ 2-Diabetiker
Neuropathie	9 (45,0 %)	5 (23,8 %)
Retinopathie	6 (30,0 %)	1 (4,8 %)
Nephropathie	7 (35,0 %)	8 (38,1 %)

Tabelle 2.2-1: Häufigkeiten von mikroangiopathischen Spätschäden

2.2.2 Körperliche Untersuchung

Vor der eigentlichen Untersuchungsreihe wurde der Blutdruck der Probanden gemessen. Weiter wurde mittels eines Goniometers das Ausmaß der Beweglichkeit von Hand- und Fußgelenken erfasst, wobei Extension und Flexion jeweils getrennt erfasst wurden. Im Anschluss daran wurden die Probanden gebeten, die Hände in die sogenannte Prayer-Position zu bringen (siehe Abbildung 2.2-1). Der Test wurde als positiv für eine Cheiroarthropathie gewertet, wenn der Patient nicht in der Lage war, mit durchgestreckten Fingern die Interphalangealgelenke aneinander zu legen.

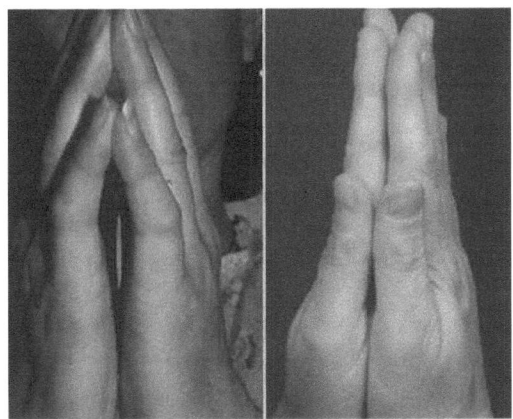

Abbildung 2.2-1: Bild eines positiven „Prayer Sign" (linkes Bild): Kontrakturen der metakarpophalangealen sowie der proximalen und distalen interphalangealen Gelenke verhindern ein flaches Aneinanderlegen der Handflächen (rechts ein Normalbefund).

2.2.3 Messung der Hautdurchblutung mittels Laser-Doppler-Flowmetrie

2.2.3.1 Methode und verwendete Geräte

Das Prinzip der Laser-Doppler-Flowmetrie, die 1973 von Stern erstmals für Gewebeuntersuchungen vorgeschlagen wurde, beruht auf der Tatsache, dass sich aufgrund des Doppler-Effektes die Frequenz von Laserlicht bei der Reflexion an bewegten Erythrozyten ändert. Anhand dieses sogenannten „Dopplershiftes" kann eine Aussage über den Durchblutungszustand der Haut gemacht werden. Das Laserlicht wird in die Haut eingestrahlt und die reflektierten Anteile wieder detektiert.

In dieser Studie wurde die Messung der Laser-Doppler-Flowmetrie mit einem Laser-Doppler-System der Firma Perimed® (Stockholm, Schweden) – dem PeriFlux® System 5000 – durchgeführt. Eingesetzt wurde eine PF 5010 Laser-Doppler-Perfusions-Monitoring-Einheit in Verbindung mit einer PF 5020 Temperatur-Einheit. Die verwendete Lichtquelle ist eine Festkörperlaserdiode der Klasse I mit einer Wellenlänge von 780 nm und einer maximalen Energie von 1 mW. Die mit dieser Einheit registrierten Dopplershifts liegen im Bereich von 20 Hz bis 20 kHz. Die Messtiefe im Gewebe wird von Perimed® mit 0,5-1 mm angegeben. Um unnötige Artefakte zu vermeiden und trotzdem eine ausreichend gute zeitliche Auflösung der Messwerte zur Beurteilung der Vasomotion zu erhalten, wurde die Zeitkonstante (Glättungsfilter) auf 0,2 s eingestellt.

Als Messfühler wurde eine Probe 457 (angled small thermostatic laser doppler probe, Faserabstand 0,25 mm) eingesetzt, deren optische Leitungsfasern in eine Heizfläche integriert sind. Mit Hilfe der Temperatureinheit sowie des speziellen Messfühlers war es möglich, die Temperatur im untersuchten Hautbereich genau zu regeln und konstant zu halten. Um vergleichbare Werte unabhängig von der individuellen Hauttemperatur zu erhalten, wurde die Temperatur zur Aufzeichnung des Flusses unter Ruhebedingungen auf 32 °C eingestellt.

Die Messung wurde an der volaren Seite des distalen rechten Unterarms durchgeführt. Zur Befestigung der Messsonde auf der Haut wurden von Perimed® bereitgestellte durchsichtige doppelseitige Klebestreifen (PF 105-3) verwendet. Wie vom Hersteller empfohlen, wurde in regelmäßigen Abständen mittels eines speziellen Kalibrationskits eine Zweipunkt-Kalibration durchgeführt.

Die Messwerte der Durchblutung wurden in relativen arbitrary units (AU) angegeben. Eine Aufzeichnung der Messwerte erfolgte mit einer speziellen Software (Perisoft für Windows®, Versionen 1.5 und 2.0).

2.2.3.2 Provokationstests der Hautdurchblutung

Im Wesentlichen bedingt durch die räumliche und zeitliche Inhomogenität der kutanen Gefäßversorgung kommt es zu relativ starken Schwankungen beim

Methodik

Vergleich von inter- und intraindividuellen Ruhewerten. Um eine ausreichend hohe Reliabilität bzw. Messgenauigkeit zu erhalten, ist es daher für eine sinnvolle Aussage notwendig, Provokationsmanöver durchzuführen (Altmeyer et al. 1997, Creutzig 1993a). Als standardisierte Provokationen sind Kälte- sowie Wärmereize, Umlagerung des Patienten vom Stehen zum Liegen sowie die reaktive Hyperämie nach suprasystolischer Stauung gebräuchlich. In der hier vorgestellten Untersuchung wurden bei allen Probanden zwei Provokationsmanöver durchgeführt: eine suprasystolische Stauung mit reaktiver Hyperämie und eine Wärmeprovokation.

Für die postokklusive reaktive Hyperämie (PORH) wurde eine Blutdruckmanschette am Oberarm angelegt und für einen Zeitraum von 3 Minuten auf einen Druck von 30 mmHg oberhalb des zu Beginn der Untersuchung gemessenen systolischen Blutdrucks aufgepumpt. Genau nach drei Minuten wurde die Manschette entleert und das Hyperämiesignal aufgezeichnet. Registriert wurden die in Tabelle 2.2-2 genannten Parameter, die so im Wesentlichen von Fagrell et al. (1990, zit. nach Altmeyer et al. 1997) empfohlen wurden. Zur Veranschaulichung dient Abbildung 2.2-2.

Parameter	Definition
RF	Ruhefluss
BZ	Biological Zero – Höhe des Signals unter suprasystolischer Stauung
PF	Maximalfluss nach Okklusion
TM	Zeitintervall zwischen Öffnen der Okklusion und Maximalfluss
TH1	Zeitintervall vom Öffnen der Okklusion bis zum Erreichen des halben Maximalflusses
TH2	Zeitintervall vom Öffnen der Okklusion bis zum Wiedererreichen des halben Maximalflusses (nach Erreichen des Maximalflusses)
AO	Während der Okklusion: Fläche zwischen Biological Zero und durchschnittlichem Ruhefluss
AH	Nach der Okklusion: AUC der Hyperämie abzüglich des durchschnittlichen Ruheflusses
Abgeleitete Parameter:	
RF/PF	Prozentuales Verhältnis von Ruhefluss zu Maximalfluss
AH/AO	„Repayment": Verhältnis der AUC während der Hyperämie (AH) zur AUC während der Okklusion (AO)

Tabelle 2.2-2: Parameter zur Beschreibung einer reaktiven Hyperämie mittels Laser-Doppler-Flowmetrie

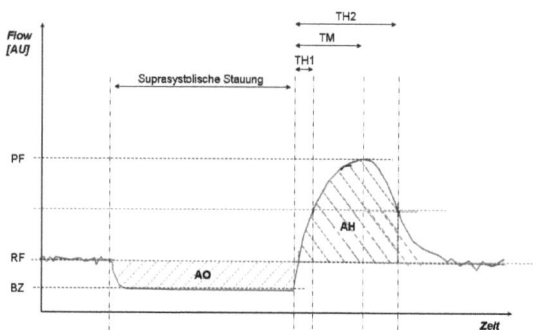

Abbildung 2.2-2: Graphische Darstellung der Parameter zur Beschreibung der PORH

Nach Franzeck et al. (1990) können qualitativ vier verschiedene Typen der postokklusiven Hyperämie beschrieben werden: Während man bei Typ A und Typ B biphasische Kurvenverläufe sieht, ist Typ C durch eine monophasische Kurve gekennzeichnet – bei Typ D findet sich keine Hyperämie als Antwort auf eine suprasystolische Stauung. Bei Typ A zeigt sich zuerst ein scharfer Peak des Laser-Doppler-Signals, der gefolgt wird von einem zweiten Maximum innerhalb der nächsten 60 Sekunden. Auch bei Typ B findet sich zuerst ein Peak, gefolgt von einer zweiten Welle. Im Unterschied zu Typ A ist hier jedoch die Höhe des ersten Peaks kleiner als die Höhe der darauf folgenden Welle. Ursache für die biphasischen Hyperämieverläufe scheint eine zweiphasige Antwort der Gefäßmuskulatur zu sein: „Offenbar kommt es nach einer ersten, kurzfristigen Reaktion zu einer weiteren, prolongierten Reaktion in den Gefäßwänden." (Altmeyer et al. 1997, S. 138) Nach Franzeck et al. (1990) sind bei Gesunden die biphasischen Kurvenverläufe am häufigsten, während der monophasische Typ C vor allem bei pathologischen Zuständen zu finden ist. Ein Kurvenverlauf vom Typ D (keine hyperämische Reaktion als Antwort auf eine suprasystolische Stauung) tritt beim Gesunden in der Regel nicht auf.

Eine schematische Darstellung der verschiedenen Hyperämietypen gibt Abbildung 2.2-3.

Methodik

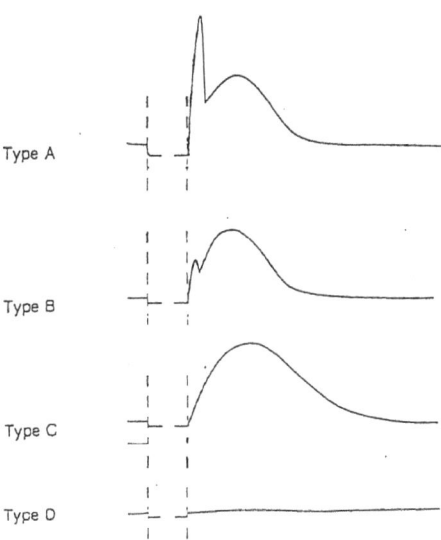

Abbildung 2.2-3: Verschiedene Typen der reaktiven Hyperämie. A, B: biphasische Typen, C: monophasischer Typ, D: keine Hyperämie (nach Franzeck et al. 1990)

Zur Erfassung der Reaktion der Durchblutung auf einen Wärmereiz wurde die Messsonde auf eine Temperatur von 44 °C erhitzt (Temperaturanstieg von 12 °C im Vergleich zur Ausgangstemperatur) und danach eine Periode von 20 Minuten aufgezeichnet. Wie in Kapitel 1.2 beschrieben, führt eine lokale Temperaturerhöhung beim Gesunden zur Vasodilatation. Erfasst wurden die in Tabelle 2.2-3 dargestellten Parameter. Als Intervall der maximalen Reaktion wurde der Zeitraum von 180 Sekunden definiert, in dem das höchste Messsignal vorlag. Verglichen wurde dieses Intervall mit den letzten 180 Sekunden vor Erhöhung der Sondentemperatur. Zu Beginn der Durchblutungssteigerung kommt es zu einem steileren Anstieg als im Verlauf. Dieser wird im Folgenden als initialer Anstieg bezeichnet. Charakteristisch ist, dass auch dieser zumeist zu Beginn durch einen steileren Verlauf geprägt ist, welcher als maximaler Anstieg bezeichnet werden soll.

Erfasste Parameter der hitzeinduzierten Hyperämie
- durchschnittlicher Ruhefluss
- durchschnittlicher Fluss während des Maximalflusses
- Zeitintervall vom Beginn der Wärmeprovokation zum Beginn des Maximalflussintervalls
- durchschnittliche Steigung vom Beginn der Wärmeprovokation zum Beginn des Maximalflussintervalls
- Zeitintervall vom Beginn der Wärmeprovokation zum Beginn des maximalen Flussanstiegs
- Zeitdauer des maximalen Flussanstiegs
- Steigung des maximalen Flussanstiegs
- Zeitdauer des initialen Flussanstiegs
- Steigung des initialen Flussanstiegs
Abgeleitete Parameter:
- AUC während des Ruheflusses
- AUC während des Maximalflusses
- prozentuale Änderung vom Ruhefluss zum Maximalfluss
- prozentuale Änderung (AUC) vom Ruhefluss zum Maximalfluss
- Verhältnis von maximalem Flussanstieg zu initialem Flussanstieg

Tabelle 2.2-3: Parameter zur Beschreibung einer wärmeinduzierten Hyperämie mittels Laser-Doppler-Flowmetrie

2.2.3.3 Messung der Vasomotion

Zur Untersuchung der Ausprägung verschiedener Oszillationsmuster (Vasmotionen) wurde eine Spektral-Analyse der Frequenzen mittels Fast-Fourier-Transformation durchgeführt. Wie von Rossi et al. (2006a) empfohlen, wurden mit Hilfe der von Perimed® bereitgestellten Software für den Vergleich der Vasomotionen die Leistungsdichtespektren herangezogen. Dabei wurden die in Kapitel 1.2.4 beschriebenen Frequenzintervalle untersucht: das Intervall von 0,009 bis 0,02 Hz (0,54-1,2 cpm) als Marker der endothelialen Aktivität, der Bereich von 0,02 bis 0,06 Hz (1,2-3,6 cpm) als Zeichen der lokalen sympathischen Aktivität und die Frequenzen von 0,06 bis 0,2 Hz (3,6-12 cpm) als Ausdruck der Tätigkeit der muskulären Kapillarwand.

Um zwischen Ruhevasomotion und induzierter Vasomotion genauer differenzieren zu können, wurden diese drei Frequenzbänder in insgesamt fünf Messintervallen untersucht:

Intervall 1: in Ruhe vor der suprasystolischen Stauung
Intervall 2: während der postokklusiven reaktiven Hyperämie (PORH)
Intervall 3: in Ruhe vor der wärmeinduzierten Durchblutungssteigerung
Intervall 4: 2 Minuten nach Beginn der wärmeinduzierten Durchblutungssteigerung
Intervall 5: 15 Minuten nach Beginn der wärmeinduzierten Durchblutungssteigerung

Methodik

Die Intervalldauer lag jeweils bei fünf Minuten, als Frequenzauflösung wurden 0,33 cpm (0,0055 Hz) gewählt.

2.2.4 Messung des transkutanen Sauerstoff- und Kohlendioxidpartialdrucks

Zur Untersuchung der nutritiven Gefäßversorgung der Haut wurde der transkutane Sauerstoff- ($tcpO_2$) und Kohlendioxidpartialdruck ($tcpCO_2$) gemessen. Die Messtechnik der $tcpO_2$-Messung beruht auf dem Prinzip, dass Sauerstoffmoleküle transepidermal die Hautoberfläche und damit die Messelektrode erreichen. Durch die biochemische Reaktionen

$$O_2 + H_2O + 2e^- \rightarrow HO_2^- + OH^-$$ und $$HO^- + H_2O + 2e^- \rightarrow 3\,OH^-$$

entsteht ein Reduktionsstrom, der nach Huch et al. (1981, zit. nach Altmeyer et al. 1997) proportional der reduzierten Sauerstoffmoleküle und somit dem Sauerstoffpartialdruck ist.

Die Messung des $tcpCO_2$ ist vom Prinzip her eine modifizierte pH-Messung. Durch die Epidermis diffundiertes CO_2 reagiert an der Messelektrode mit Wasser zu Kohlensäure, die unter Bildung von Wasserstoffionen dissoziiert:

$$H_2O + CO_2 \rightarrow H_2CO_3 \rightarrow H^+ + HCO_3^-$$

Die pH-Änderung lässt sich nach der Henderson-Hasselbalch-Gleichung als Kohlendioxidpartialdruck angeben (Altmeyer et al. 1997, Baumbach 1986):

$$pH = pK + \log\,[HCO_3^-]\,/\,a * pCO_2$$

pK: Dissoziationskonstante
$[HCO_3^-]$: Konzentration von HCO_3^-
a: Löslichkeitskoeffizient von CO_2

Die Messung von $tcpO_2$ und $tcpCO_2$ erfolgte bei 44 °C. Bei dieser Temperatur konnte von Creutzig et al. (1987) im Vergleich zu einer Messung bei 37 °C eine bessere Reproduzierbarkeit der Messergebnisse nachgewiesen werden. Daneben zeigte die Messung des $tcpO_2$ bei 44 °C eine sehr gute Korrelation mit den lokal gemessenen arteriellen Sauerstoffpartialdrücken von $r=.95$ (Baumbach 1986). Durch die lokale

Wärmeapplikation werden die Kapillaren weitgestellt und darüber hinaus die sonst sehr dichte Epidermisbarriere für die Gasdiffusion permeabel, wodurch sich der gemessene $tcpO_2$ an den kapillär herrschenden Sauerstoffpartialdruck angleicht. Dies gilt analog für den $tcpCO_2$ (Baumbach 1986, Wimberley et al. 1983).

Für die Messung von $tcpO_2$ und $tcpCO_2$ wurde eine Messeinheit des Herstellers Perimed® (PF 5040) eingesetzt. Als Sonde wurde eine kombinierte $tcpO_2$- und $tcpCO_2$-Elektrode (E5280) benutzt. Vor jeder Messung wurde mittels der mitgelieferten Kalibrationseinheit (TCC3) und eines Referenzgases (5 % CO_2, 20,9 % O_2, 74,1 % N_2, Fa. Radiometer, Kopenhagen, Dänemark) eine Kalibration durchgeführt. Die Werte wurden zeitgleich mit den Messwerten der Laser-Doppler-Flowmetrie mit der Software Perisoft® aufgezeichnet.

Durchgeführt wurde die Messung am volaren distalen rechten Unterarm in ausreichendem Abstand zur Laser-Doppler-Sonde, um eine gegenseitige Beeinflussung (vor allem durch Temperaturprovokation) auszuschließen. Nach Franzeck et al. (1991, zit. nach Altmeyer et al. 1997) wurde als Ruhewert jeweils derjenige Messwert definiert, der sich um weniger als ± 2 mmHg innerhalb von 2 Minuten veränderte.

2.3 Ablauf der Untersuchungen

Bircher et al. (1994) fassten in den „Leitlinien für die Messungen der Hautdurchblutungen mit Hilfe der Laser-Doppler-Flowmetrie" die Variablen zusammen, von denen die Stärke des Effekts auf die Hautdurchblutung bekannt und als Folge daraus zu beachten ist. In Tabelle 2.3-1 sind diese Faktoren dargestellt:

Methodik

Faktor/Variable	Effekt auf die Hautdurchblutung
Alter	größtenteils altersunabhängig
Geschlecht	geringer oder kein Unterschied
Menstruationszyklus	geringer oder kein Unterschied
Rasse	geringer oder kein Unterschied
Anatomische Lokalisation	beachtliche Variationen; kontralateral keine Unterschiede
Position des Patienten	orthostatische Abhängigkeit
Tageszeit	geringer oder kein Unterschied
Zeitlich: von Tag zu Tag	eventueller Effekt, aber: in vielen Studien reproduzierbare Ergebnisse von Tag zu Tag
Physikalische Aktivität	beachtlicher Effekt
Mentale Aktivität	beachtlicher Effekt
Nahrungsaufnahme	beachtlicher Effekt (v. a. Nikotin, Koffein, Alkohol)
Umgebungstemperatur	hoch signifikanter Effekt

Tabelle 2.3-1: Faktoren und Variablen mit Effekten auf die Hautdurchblutung (nach Bircher et al. 1994)

Um die Wirkung dieser Effekte möglichst gering zu halten, wurde vor der Messung die Raumtemperatur auf 22-24 °C eingestellt. Die Probanden sollten drei Stunden vor der Messung keine Nahrung und keine koffeinhaltigen Getränke zu sich nehmen und nicht rauchen. Alle Messungen wurden volarseitig am distalen rechten Unterarm des liegenden Probanden durchgeführt. Alle Probanden lagen vor der Messung für mindestens 15 Minuten in körperlich entspannter Lage.

Den zeitlichen Ablauf der Messungen gibt Tabelle 2.3-2 wieder.

Zeit	Ablauf der Messung
	Erheben der Anamnese
	Klinische Untersuchung
	Messung des Blutdrucks
15 min.:	Akklimatisationsphase
	Anlegen der Messelektroden (LDF-Sonde 32°C)
5 min.:	Aufzeichnung einer Ruhedurchblutungskurve (zur Kontrolle; nicht gespeichert)
5 min.:	Aufzeichnung einer Ruhedurchblutungskurve (gespeichert)
3 min.:	Anlegen einer suprasystolischen Stauung (30 mmHg über systolischem Blutdruck)
3 min.:	Aufzeichnung der reaktiven Hyperämie (PORH)
6 min.:	Aufzeichnung einer Ruhedurchblutungskurve (Ruhe- bzw. Erholungsphase)
20 min.:	Erhitzen der LDF-Sonde auf 44°C: Aufzeichnung der hitzeinduzierten reaktiven Hyperämie

Tabelle 2.3-2: Ablauf der Messung (Standardprotokoll)

2.4 Datenerfassung und statistische Auswertung

Die Datenanalyse und Berechnung der statistischen Tests erfolgte mit Microsoft® Office Excel 2003 und mit SPSS (Statistical Package for the Social Sciences)

Version 11.5. Die Ergebnisse sind dargestellt als Mittelwert ± Standardabweichung (falls nicht anders angegeben).
Zuerst erfolgte eine Überprüfung der Daten auf Normalverteilung mittels des Kolmogoroff-Smirnov-Tests. Unterschiede zwischen zwei Gruppen wurde bei normalverteilten Merkmalen mittels Student's t-Test, bei nicht-normalverteilten Variablen mittels Mann-Whitney-U-Test untersucht. Bei mehr als zwei Vergleichsgruppen wurde für normalverteilte Merkmale eine ANOVA durchgeführt. Als post-hoc-Tests wurden der Tukey-HSD- und der Games-Howell-Test eingesetzt. Unterschiede zwischen mehr als zwei Vergleichsgruppen bei nicht-normalverteilten Variablen wurden mittels Kruskal-Wallis-Test untersucht. Bei signifikanten Unterschieden wurde zum Vergleich der Untergruppen der Mann-Whitney-U-Test mit Bonferroni-Adjustierung eingesetzt.
Als Zusammenhangsmaß wurde der Korrelationskoeffizient nach Spearman betrachtet. Unterschiede im Auftreten von qualitativen Merkmalen wurden mittels Chi-Quadrat-Test überprüft. (Diehl et Arbinger 1992, Diehl et Staufenbiel 2001)
Das Signifikanzniveau wurde auf $p<0,05$ festgelegt. Statistisch relevante Unterschiede werden in der Ergebnisdarstellung wie folgt angegeben:
*: $p<0,05$; **: $p<0,01$; ***: $p<0,001$, **** $p<0,0001$; n.s.: nicht signifikant.

Alle untersuchten Probanden wurden rechtzeitig vor der Untersuchung über den Zweck aufgeklärt und erklärten sich ausdrücklich damit einverstanden, an den nicht invasiven Messungen teilzunehmen und die anamnestisch und laborchemisch erhobenen Daten zur Auswertung zur Verfügung zu stellen.

Ergebnisse 33

3 Ergebnisse

3.1 Klinische Untersuchung

3.1.1 Beschreibung der Untergruppen

Die Gruppe der Diabetiker wurde für vergleichende Untersuchungen in jeweils zwei Untergruppen unterteilt: zum einen nach der Erkrankungsdauer, wobei eine Erkrankungsdauer von zehn Jahren als Unterscheidungskriterium herangezogen wurde, zum anderen nach dem Vorliegen einer Limited Joint Mobility (LJM). Für die Berechnung korrelativer Zusammenhänge wurde allerdings die tatsächlich vorhandene Erkrankungsdauer zugrunde gelegt.

Bei knapp der Hälfte der Diabetiker (48,8 %) lag die Erkrankungsdauer bei unter zehn Jahren, wobei der Anteil der Typ 1-Diabetiker in dieser Gruppe 40,0 % betrug. In der Gruppe der Langzeitdiabetiker hatten 57,1 % der Patienten einen Diabetes mellitus Typ 1.

Mit Hilfe des Rosenbloom-Zeichens konnte bei insgesamt 35,0 % der diabetischen Patienten der Hinweis auf eine Limited Joint Mobility erbracht werden, wovon 42,9 % an einem Diabetes mellitus Typ 1 erkrankt waren. In der Gruppe der Patienten ohne LJM lag der Anteil der Typ 1-Diabetiker bei 53,8 %.

Zwischen den beiden Merkmalen „Dauer des Diabetes" und „Vorliegen einer LJM" ließ sich kein Zusammenhang finden ($r=0,095$, n.s.). Die Patienten mit LJM verteilten sich gleichmäßig auf die Gruppe der Kurzzeit- und der Langzeitdiabetiker mit jeweils 7 von 20 Patienten (35,0 %).

3.1.2 Blutdruck

In der Gruppe der Diabetiker konnte ein mit 132,3 ± 16,1 mmHg signifikant höherer systolischer Blutdruck als in der Kontrollgruppe (119,1 ± 15,4 mmHg; $p<0,01$) nachgewiesen werden. Bei genauerer Untersuchung der Diabetiker zeigte sich in der Einteilung nach Erkrankungsdauer ein signifikanter Unterschied nur zwischen der Kontrollgruppe und den Langzeitdiabetikern (134,52 ± 15,80 mmHg, $p<0,05$). Die Diabetiker mit einer kürzeren Erkrankungsdauer zeigten (zum Teil unter medikamentöser Therapie) statistisch keinen signifikant veränderten systolischen Blutdruck. Legte man die Einteilung nach Vorliegen einer LJM zugrunde, so war ein

signifikanter Unterschied bezüglich des systolischen Blutdrucks nur zwischen der Kontrollgruppe und den Patienten mit LJM (119,1 ± 15,4 mmHg vs. 137,14 ± 15,03 mmHg; p<0,01) nachweisbar.
Bezüglich des diastolischen Blutdrucks bestanden keine signifikanten Unterschiede. Die Mittelwerte der verschiedenen Gruppen und Untergruppen sind in Tabelle 3.1-1 dargestellt.

Gruppe	systolischer Blutdruck	diastolischer Blutdruck
Kontrollgruppe	119,06 ± 15,41	70,94 ± 13,44
Diabetiker (gesamt)	132,32 ± 16,13 **	73,78 ± 8,79
Erkrankungsdauer <10 Jahre	130,00 ± 16,54	75,75 ± 8,16
Erkrankungsdauer >10 Jahre	134,52 ± 15,80 *	71,90 ± 9,15
keine LJM	129,23 ± 16,41	74,23 ± 8,45
Vorliegen einer LJM	137,14 ± 15,03 **	74,29 ± 8,52

Tabelle 3.1-1: Systolischer und diastolischer Blutdruck der Probanden (MW ± SD). Dargestellt sind nur die signifikanten Unterschiede: *p<0,05, ** p<0,01 gegenüber der Kontrollgruppe.

3.1.3 Gelenkbeweglichkeit

Um die Annahme einer LJM zu verifizieren wurde die Beweglichkeit der Handgelenke untersucht. Die Ergebnisse dieser Analyse sind in Tabelle 3.1-2 zusammengefasst. In der Gruppe der Diabetiker zeigte sich im Mittel ein eingeschränkter Bewegungsumfang in der Handflexion und in der Handextension. Bei Einteilung der Diabetiker nach Vorliegen einer LJM war weder in Bezug auf die Handflexion noch auf die -extension für die Gruppe der Patienten ohne LJM ein signifikanter Unterschied im Vergleich zur Kontrollgruppe nachweisbar. Für die LJM-Patienten war der Unterschied jedoch hochsignifikant – die Bewegungsradien waren deutlich eingeschränkt. Dieser Unterschied war sowohl im Vergleich zur Kontrollgruppe als auch im Vergleich zur Gruppe der Diabetiker ohne LJM nachweisbar (vgl. Abbildung 3.1-1).

Gruppe	Handflexion (°)	Handextension (°)
Kontrollgruppe	65,9 ± 10,7	64,9 ± 13,0
Diabetiker (gesamt)	56,6 ± 10,3 **	54,3 ± 13,3 *
keine LJM	61,0 ± 8,9 n.s.	59,0 ± 10,8 n.s.
Vorliegen einer LJM	49,3 ± 7,6 ****	45,8 ± 14,0 ***
Unterschied zw. d. Grp. (keine LJM/LJM)	***	**

Tabelle 3.1-2: Darstellung der Bewegungsumfänge (MW ± SD). Die Signifikanzen hinter den Werten beziehen sich auf die Unterschiede zur Kontrollgruppe (*p<0,05, **p<0,01, ***p<0,001, ****p< 0,0001, n.s. nicht signifikant).

Ergebnisse

Wie aus Tabelle 3.1-3 ersichtlich, konnte für das Merkmal „Dauer der Erkrankung" kein Zusammenhang mit den Bewegungsumfängen der Hand gefunden werden.

	Erkrankungsdauer		Vorliegen einer Limited Joint Mobility		
	Korr.koeff.	Signifikanz (2-seitig)	Korr.koeff.	Signifikanz (2-seitig)	
Hand Flexion	-0,018	0,912	n.s.	-0,550	0,000	**
Hand Extension	0,058	0,718	n.s.	-0,434	0,005	**

Tabelle 3.1-3: Korrelation (nach Spearman) zwischen Erkrankungsdauer, Vorliegen einer Limited Joint Mobility und den Bewegungsumfängen der Hand (**p<0,01, n.s. nicht signifikant)

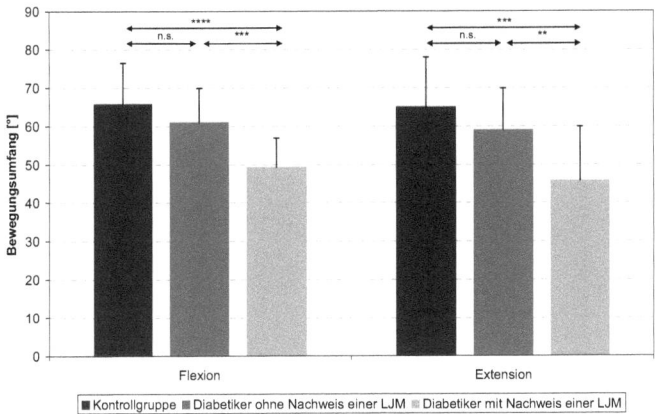

Abbildung 3.1-1: Darstellung der Bewegungsradien der Hand in Abhängigkeit vom Vorliegen einer Limited Joint Mobility (MW + SD, **p<0,01, ***p<0,001, ****p<0,0001, n.s. nicht signifikant)

3.2 Untersuchung der Mikrozirkulation

3.2.1 Transkutaner Sauerstoff- und Kohlendioxidpartialdruck

Als Parameter der nutritiven Gefäßversorgung bzw. resultierende Parameter aus einer eingeschränkten Gefäßversorgung wurden der transkutane Sauerstoff- ($tcpO_2$) und der Kohlenstoffdioxidpartialdruck ($tcpCO_2$) untersucht. Es zeigte sich ein signifikant erniedrigter $tcpO_2$ in der Gruppe der Diabetiker (siehe Tabelle 3.2-1 und Abbildung 3.2-1). Die gemessenen Werte für den $tcpCO_2$ unterschieden sich in den Stichproben nicht.

Gruppe	tcpO$_2$	tcpCO$_2$
Kontrollgruppe	79,12 ± 13,46	34,22 ± 9,02
Diabetiker (gesamt)	67,20 ± 11,80 **	35,15 ± 10,27 n.s.
Erkrankungsdauer <10 Jahre	69,11 ± 14,27 n.s.	36,28 ± 8,87 n.s.
Erkrankungsdauer >10 Jahre	65,29 ± 8,62 **	33,89 ± 11,76 n.s.
keine LJM	69,30 ± 12,99 *	34,93 ± 10,46 n.s.
Vorliegen einer LJM	65,15 ± 7,03 **	35,05 ± 10,57 n.s.

Tabelle 3.2-1: Transkutaner Sauerstoff- und Kohlendioxidpartialdruck in Ruhe (Elektrodentemperatur 44 °C). Zwischen den Untergruppen bestanden keine signifikanten Unterschiede (MW ± SD, *p<0,05, **p<0,01, n.s. nicht signifikant gegenüber der Kontrollgruppe).

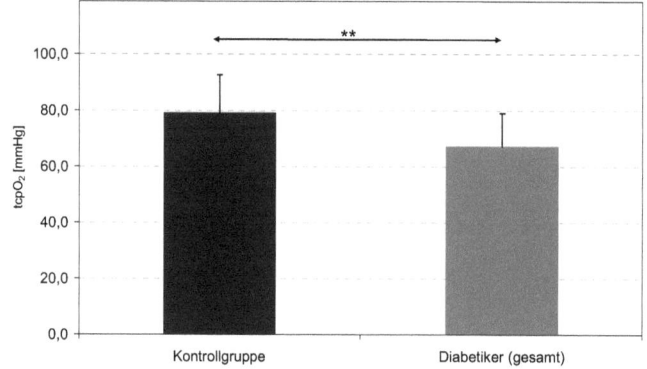

Abbildung 3.2-1: Darstellung der transkutanen Sauerstoffpartialdrucks in Ruhe in Abhängigkeit vom Vorliegen eines Diabetes mellitus (MW + SD, **p<0,01)

Eine genauere Differenzierung ergab sich bei Betrachtung der Untergruppen (vgl. Tabelle 3.2-1). Verglichen mit der Kontrollgruppe zeigte sich nur für die Gruppe der Langzeitdiabetiker ein signifikant erniedrigter tcpO$_2$ (vgl. Abbildung 3.2-2). Zwischen den Kurzzeit- und den Langzeitdiabetikern konnte kein Unterschied nachgewiesen werden. Legt man die Einteilung nach Vorliegen einer eingeschränkten Gelenkbeweglichkeit zugrunde, so zeigte sich innerhalb der Diabetesgruppen wiederum kein Unterschied, wohingegen sowohl in der Gruppe von Patienten ohne LJM als auch in der Gruppe von Diabetikern mit LJM gegenüber der Kontrollgruppe deutlich niedrigere Werte zu finden waren (vgl. Abbildung 3.2-3).

Ergebnisse

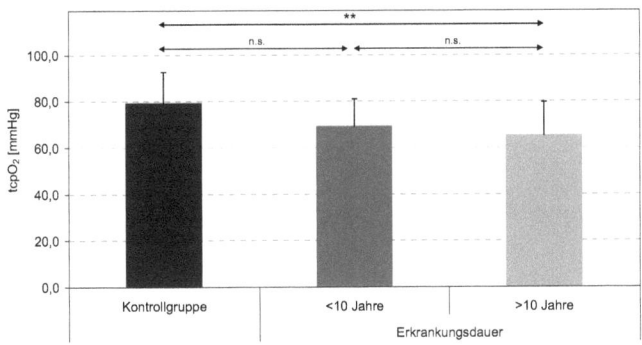

Abbildung 3.2-2: Darstellung des transkutanen Sauerstoffpartialdrucks in Ruhe in Abhängigkeit von der Erkrankungsdauer (MW + SD, **p<0,01, n.s. nicht signifikant)

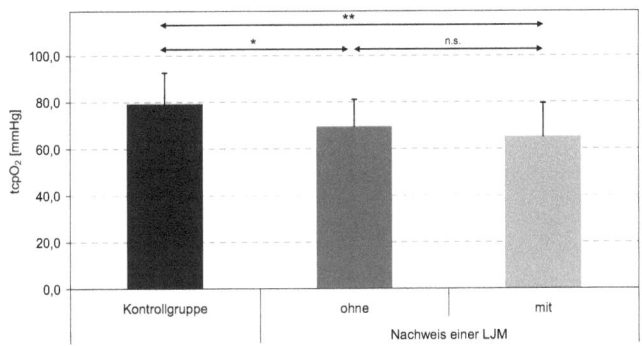

Abbildung 3.2-3: Darstellung des transkutanen Sauerstoffpartialdrucks in Ruhe in Abhängigkeit vom Vorliegen einer Limited Joint Mobility (MW + SD, *p<0,05, **p<0,01, n.s. nicht signifikant)

Innerhalb der Gruppe der Diabetiker konnte weder ein Zusammenhang zwischen der Erkrankungsdauer und dem $tcpO_2$ oder dem $tcpCO_2$, noch dem Vorliegen einer LJM und den beiden Partialdrücken nachgewiesen werden (siehe Tabelle 3.2-2).

	Erkrankungsdauer		Vorliegen einer Limited Joint Mobility	
	Korr.koeff.	Signifikanz (2-seitig)	Korr.koeff.	Signifikanz (2-seitig)
tcpO$_2$	0,066	0,686 n.s.	-0,104	0,527 n.s.
tcpCO$_2$	-0,033	0,844 n.s.	-0,064	0,708 n.s.

Tabelle 3.2-2: Korrelation (nach Spearman) zwischen Erkrankungsdauer, Vorliegen einer Limited Joint Mobility und transkutanem Sauerstoff- und Kohlenstoffdioxidpartialdruck (n.s. nicht signifikant)

3.2.2 Laser-Doppler-Flowmetrie

3.2.2.1 Reaktion auf Wärmeprovokation

In allen untersuchten Gruppen kam es unter Wärmeapplikation zu einem signifikanten Anstieg der Durchblutung (p<0,001 für alle Gruppen). Wie Abbildung 3.2-4 verdeutlicht, waren bei nahezu gleicher Ruhedurchblutung (9,1 ± 4,8 AU vs. 8,1 ± 2,8 AU; n.s.) die gemessenen Durchblutungswerte in der Gruppe der Diabetiker unter Wärmeprovokation (103,1 ± 52,2 AU) signifikant niedriger (p<0,05) als in der Kontrollgruppe (138,1 ± 37,5 AU).

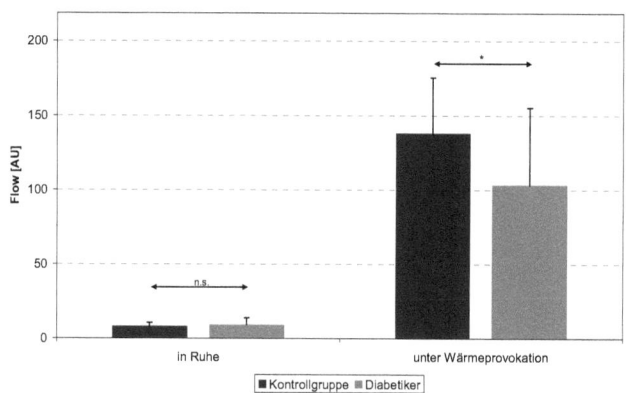

*Abbildung 3.2-4: Darstellung des Flowsignalanstiegs unter Wärmeprovokation in Abhängigkeit vom Vorliegen eines Diabetes mellitus (MW + SD, *p<0,05, n.s. nicht signifikant)*

Der individuelle prozentuale Anstieg von Ruhe- zu hitzeinduzierter Durchblutung war in der Kontrollgruppe damit deutlich stärker (vgl. Abbildung 3.2-5).

Ergebnisse

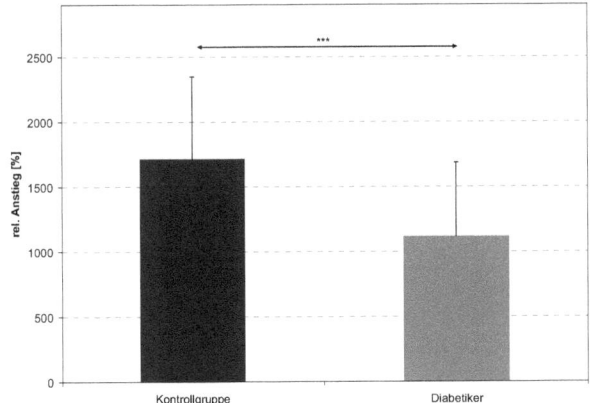

Abbildung 3.2-5: Darstellung des individuellen relativen Flowanstiegs unter Wärmeprovokation in Abhängigkeit vom Vorliegen eines Diabetes mellitus (MW + SD, ***p<0,001)

Diabetiker mit einer Erkrankungsdauer unter 10 Jahren unterschieden sich in Bezug auf die erreichten absoluten Durchblutungswerte während der Maximalreaktion im Mittel (123,29 ± 61,20 AU) nicht signifikant von der Kontrollgruppe, wobei sich diese Gruppe jedoch durch eine starke Varianz auszeichnete. Die Anstiege der Langzeit-Diabetiker waren mit 83,89 ± 33,23 AU signifikant niedriger als in der Gruppe mit der kürzeren Erkrankungsdauer und der Kontrollgruppe (vgl. Abbildung 3.2-6).

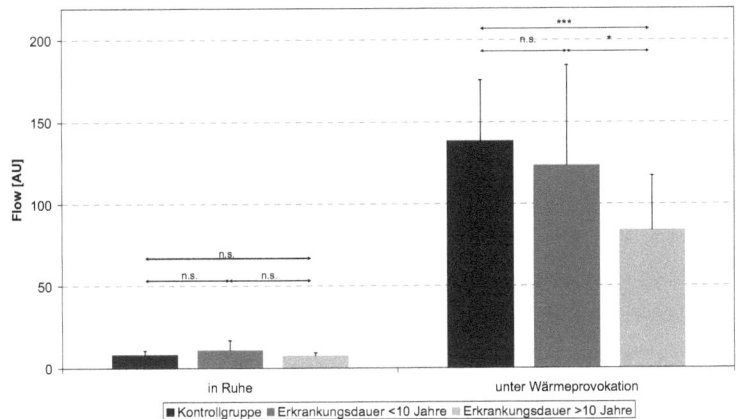

Abbildung 3.2-6: Darstellung des Flowsignalanstiegs unter Wärmeprovokation in Abhängigkeit von der Erkrankungsdauer (MW + SD, *p<0,05, ***p<0,001, n.s. nicht signifikant)

Bei Einteilung der Diabetiker nach Vorliegen einer LJM zeigte sich unter Wärmeprovokation kein Unterschied zwischen der Gruppe der Patienten ohne LJM und der Kontrollgruppe (vgl. Abbildung 3.2-7). Dagegen war im Vergleich der Patienten mit LJM ein deutlicher Unterschied sowohl zur Kontrollgruppe, als auch zur Gruppe der Patienten ohne LJM erkennbar.

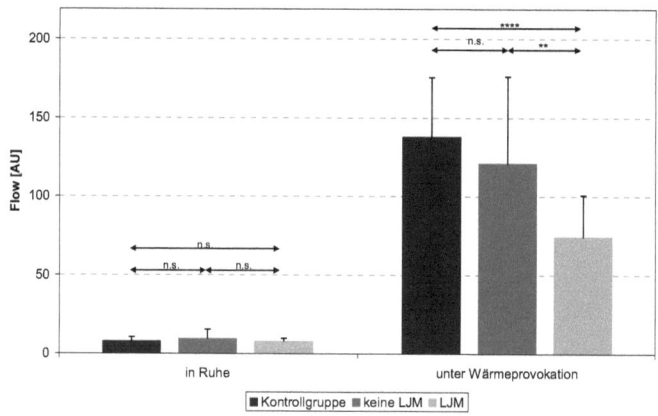

Abbildung 3.2-7: Darstellung des Flowsignalanstiegs unter Wärmeprovokation in Abhängigkeit vom Vorliegen einer Limited Joint Mobility (MW + SD, **p<0,01, ****p<0,0001, n.s. nicht signifikant)

In der Korrelationsanalyse ergab sich ein signifikanter Zusammenhang sowohl für die Erkrankungsdauer als auch für das Vorliegen einer LJM und die Höhe der Hyperämie. Darüber hinaus konnte auch für die Merkmale Erkrankungsdauer und Höhe der Ruhedurchblutung ein Zusammenhang festgestellt werden (vgl. Tabelle 3.2-6).

Bezüglich des individuellen relativen Anstieges zeigten sich signifikante Unterschiede sowohl bei Kurzzeit- (p<0,05) und Langzeitdiabetikern (p<0,01) als auch bei Nicht-LJM- (p<0,05) und LJM-Patienten (p<0,001) jeweils gegenüber der Kontrollgruppe (vgl. Abbildung 3.2-8 und 3.2-9). Zwischen den Untergruppen konnten diesbezüglich keine statistisch signifikanten Unterschiede nachgewiesen werden, wobei die grafische Darstellung auch zwischen den Gruppen der Nicht-LJM- und der LJM-Patienten eine Tendenz erkennen lässt.

Ergebnisse

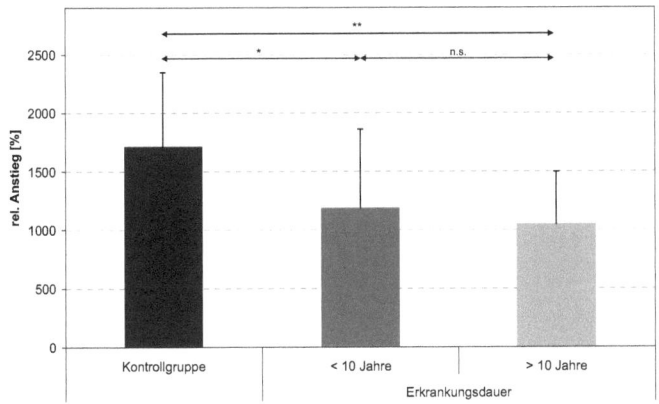

Abbildung 3.2-8: *Darstellung des individuellen relativen Flowanstiegs unter Wärmeprovokation in Abhängigkeit von der Erkrankungsdauer (MW + SD, *p<0,05, **p<0,01)*

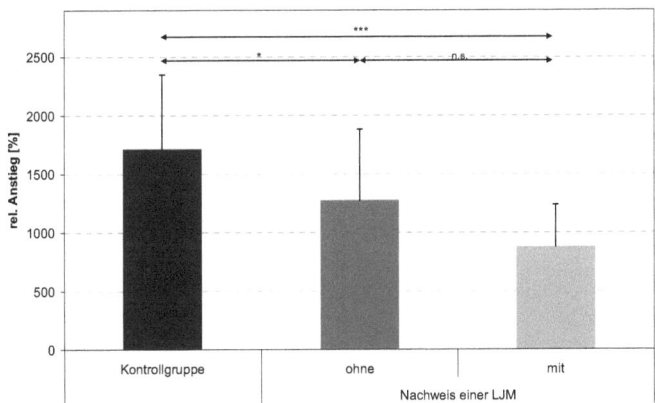

Abbildung 3.2-9: *Darstellung des individuellen relativen Flowanstiegs unter Wärmeprovokation in Abhängigkeit vom Vorliegen einer Limited Joint Mobility (MW + SD, *p<0,05, ***p<0,001)*

Die durchschnittliche Zeit bis zum Erreichen der maximalen Durchblutung war mit 14,3 ± 3,3 min. in der Gruppe der Diabetiker verglichen mit 14,2 ± 2,8 min. in der Kontrollgruppe nahezu gleich. Hier ließen sich auch bei Betrachtung der Untergruppen keine signifikanten Unterschiede feststellen. Mit Ausnahme der Gruppe der LJM-Patienten unterschieden sich auch die durchschnittlichen

Anstiegsgeschwindigkeiten (Steigungen) bis zur Maximalreaktion nicht signifikant voneinander. Die LJM-Patienten wiesen hingegen deutlich niedrigere Werte in der Anstiegsgeschwindigkeit auf als die Probanden der Kontrollgruppe. Die Korrelationsanalyse zeigte ein ähnliches Bild: Es konnte kein Zusammenhang zwischen der Erkrankungsdauer und der Steigung bis zur maximalen Hyperämie gefunden werden, das Vorliegen einer LJM korrelierte dagegen negativ mit der Steigungsgeschwindigkeit zur Maximalreaktion (siehe Tabelle 3.2-6).

Neben der durchschnittlichen Steigung über einen längeren Messzeitraum wurde zu Beginn der Hitzeprovokation eine initiale Phase einer stärkeren Durchblutungssteigerung erkennbar, die darüber hinaus durch eine zentrale Phase einer Maximalsteigerung geprägt war. Bezüglich der Dauer dieser beiden Phasen unterschieden sich weder die beiden Gruppen noch deren Untergruppen. Interessanterweise konnte jedoch in Bezug auf die Steigung sowohl für die gesamte Initialphase, wie auch die zentrale Maximalsteigerung ein signifikanter Unterschied zwischen Kontrollgruppe und Diabetikern festgestellt werden, wie Abbildung 3.2-10 verdeutlicht.

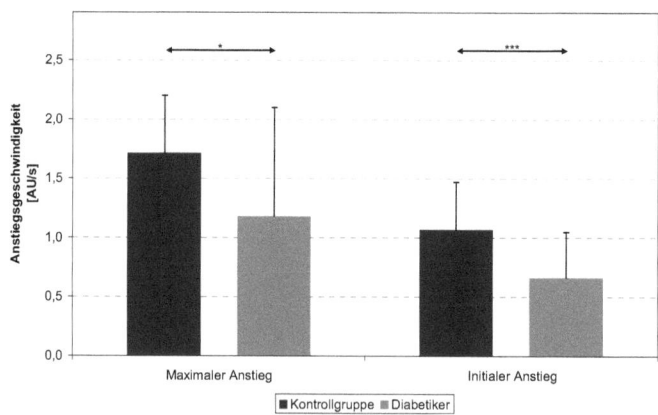

Abbildung 3.2-10: Darstellung der Anstiegsgeschwindigkeiten (Steigungen) des Flowsignals unter Wärmeprovokation in Abhängigkeit vom Vorliegen eines Diabetes mellitus. Dargestellt sind die Phase des maximalen Anstiegs sowie die gesamte Initialphase (MW + SD, *p<0,05, ***p<0,001).

Bei Unterteilung nach Erkrankungsdauer ließ sich letztgenannter Unterschied nur für die Gruppe der Langzeitdiabetiker wiederfinden. Bei Betrachtung von Abbildung 3.2-11 wird für die initiale Phase eine eindeutig reduzierte Steigung sowohl im Vergleich zur Kontrollgruppe als auch zur Gruppe der Kurzzeitdiabetiker deutlich, wohingegen sich diese beiden Gruppen nicht signifikant voneinander unterschieden. Eine ähnliche Aussage trifft auch für den Vergleich der Maximalsteigung zu. In der Korrelation zeigte sich für beide Steigungen ein negativer Zusammenhang mit der Erkrankungsdauer (siehe Tabelle 3.2-6).

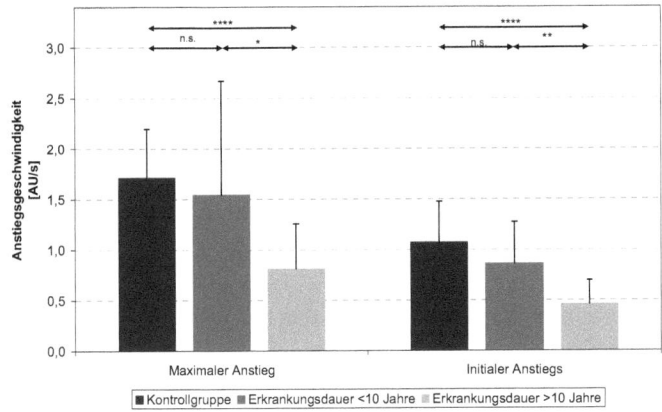

Abbildung 3.2-11: Darstellung der Anstiegsgeschwindigkeiten (Steigungen) des Flowsignals unter Wärmeprovokation in Abhängigkeit von der Erkrankungsdauer. Dargestellt sind die Phase des maximalen Anstiegs sowie die gesamte Initialphase (MW + SD, *p<0,05, **p<0,01, ****p<0,0001, n.s. nicht signifikant).

Unterschiede der Anstiegsgeschwindigkeiten bei Unterteilung nach Vorliegen einer LJM werden in Abbildung 3.2-12 dargestellt. Ein signifikanter Unterschied in der Steigung für die gesamte Initialphase lag zwischen den Patienten mit LJM und der Kontrollgruppe, sowie den Nicht-LJM-Patienten und der Kontrollgruppe vor. Die beiden Untergruppen unterschieden sich nicht signifikant voneinander, wobei hier eine eindeutige Tendenz zu erkennen ist. Bezüglich der Maximalsteigung ist der Unterschied nur zwischen LJM-Patienten und Kontrollgruppe nachzuvollziehen. Während das Vorliegen einer LJM nicht mit den Anstiegsgeschwindigkeiten bzw. Steigungen korrelierte, konnte ein negativer Zusammenhang mit der Dauer des initialen Anstiegs gefunden werden (r=-.389, p<0,05; vgl. Tabelle 3.2-6).

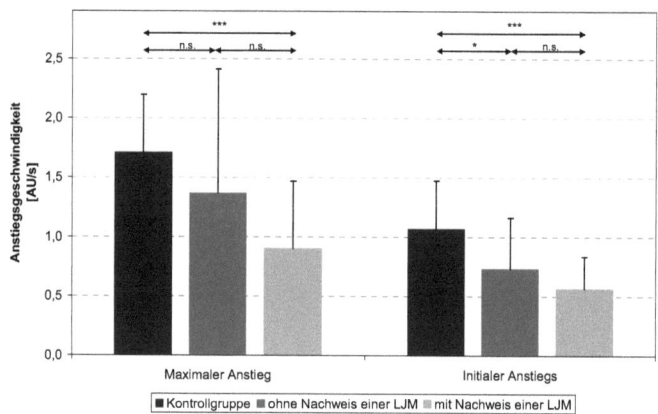

Abbildung 3.2-12: Darstellung der Anstiegsgeschwindigkeiten (Steigungen) des Flowsignals unter Wärmeprovokation in Abhängigkeit vom Vorliegen einer Limited Joint Mobility. Dargestellt sind die Phase des maximalen Anstiegs sowie die gesamte Initialphase (MW + SD, *p<0,05, ***p<0,001, n.s. nicht signifikant).

Die Ergebnisse der Wärmeprovokation sind in den Tabellen 3.2-3 bis 3.2-6 zusammengefasst.

Parameter	Kontrollgruppe	Diabetiker	Unterschied zw. d. Grp.
Ruhedurchblutung (AU)	8,13 ± 2,48	9,12 ± 4,75	n.s.
Maximalreaktion (AU)	138,14 ± 37,54	103,11 ± 52,24	*
Zeit bis zur Maximalreaktion (min.)	14,24 ± 2,78	14,29 ± 3,31	n.s.
Steigung bis zur Maximalreaktion (AU/min.)	5,95 ± 3,27	4,27 ± 3,23	n.s.
Zeit vom Beginn der Provokation bis zum Maximalanstieg des Flusses (s)	22,16 ± 6,19	22,78 ± 7,72	n.s.
Dauer des Maximalanstieg des Flusses (s)	34,05 ± 11,82	35,30 ± 16,21	n.s.
Steigung des Maximalanstieg des Flusses (AU/s)	1,71 ± 0,490	1,18 ± 0,92	*
Dauer des gesamten initial stärkeren Anstiegs (s)	97,73 ± 44,38	106,25 ± 48,87	n.s.
Steigung des gesamten initial stärkeren Anstiegs (AU/s)	1,07 ± 0,40	0,66 ± 0,39	***
$AUC_{Ruhedurchblutung}$ (AU*s)	1464 ± 446	1641 ± 856	n.s.
$AUC_{Maximalreaktion}$ (AU*s)	24865 ± 6758	18559 ± 9403	*
Änderung von $AUC_{Ruhedurchblutung}$ zu $AUC_{Maximalreaktion}$ (%)	1712,32 ± 637,28	1117,20 ± 567,63	***

Tabelle 3.2-3: Vergleich der Gruppen Kontrolle vs. Diabetiker in Bezug auf Parameter der Wärmeprovokation (MW ± SD; *p<0,05, **p<0,01, ***p<0,001, ****p< 0,0001).

Ergebnisse 45

Parameter	Diabetiker mit einer Erkrankungsdauer		Unterschied zw. d. Grp.
	< 10 Jahre	> 10 Jahre	
Ruhedurchblutung (AU)	10,74 ± 6,22 n.s.	7,57 ± 1,81 n.s.	n.s.
Maximalreaktion (AU)	123,29 ± 61,20 n.s.	83,89 ± 33,23 ***	*
Zeit bis zur Maximalreaktion (min.)	13,80 ± 3,59 n.s.	14,75 ± 3,03 n.s.	n.s.
Steigung bis zur Maximalreaktion (AU/min.)	4,76 ± 2,95 n.s.	3,80 ± 3,48 n.s.	n.s.
Zeit vom Beginn der Provokation bis zum Maximalanstieg des Flusses (s)	23,20 ± 8,37 n.s.	22,35 ± 7,21 n.s.	n.s.
Dauer des Maximalanstieg des Flusses (s)	33,16 ± 9,05 n.s.	37,44 ± 21,16 n.s.	n.s.
Steigung des Maximalanstieg des Flusses (AU/s)	1,54 ± 1,13 n.s.	0,81 ± 0,44 ****	*
Dauer des gesamten initial stärkeren Anstiegs (s)	93,02 ± 16,22 n.s.	119,49 ± 65,35 n.s.	n.s.
Steigung des gesamten initial stärkeren Anstiegs (AU/s)	0,86 ± 0,41 n.s.	0,46 ± 0,24 ****	**
$AUC_{Ruhedurchblutung}$ (AU*s)	1933 ± 1120 n.s.	1363 ± 325 n.s.	n.s.
$AUC_{Maximalreaktion}$ (AU*s)	22192 ± 11016 n.s.	15100 ± 5982 ***	*
Änderung von $AUC_{Ruhedurchblutung}$ zu $AUC_{Maximalreaktion}$ (%)	1188,2 ± 674,5 *	1049,6 ± 449,8 **	n.s.

Tabelle 3.2-4: Vergleich der Diabetiker nach Erkrankungsdauer in Bezug auf Parameter der Wärmeprovokation. Die Angaben hinter den Werten beziehen sich auf die Signifikanz des Unterschiedes zur Kontrollgruppe (MW ± SD; *p<0,05, **p<0,01, ***p<0,001, ****p< 0,0001).

Parameter	Diabetiker		Unterschied zw. d. Grp.
	ohne LJM	mit LJM	
Ruhedurchblutung (AU)	9,70 ± 5,76 n.s.	7,97 ± 1,86 n.s.	n.s.
Maximalreaktion (AU)	120,85 ± 55,43 n.s.	74,49 ± 26,32 ****	**
Zeit bis zur Maximalreaktion (min.)	14,32 ± 3,18 n.s.	14,19 ± 3,78 n.s.	n.s.
Steigung bis zur Maximalreaktion (AU/min.)	5,05 ± 3,57 n.s.	3,01 ± 2,02 *	n.s.
Zeit vom Beginn der Provokation bis zum Maximalanstieg des Flusses (s)	22,60 ± 7,17 n.s.	23,00 ± 9,15 n.s.	n.s.
Dauer des Maximalanstieg des Flusses (s)	37,30 ± 19,08 n.s.	30,16 ± 6,51 n.s.	n.s.
Steigung des Maximalanstieg des Flusses (AU/s)	1,37 ± 1,05 n.s.	0,91 ± 0,56 ***	n.s.
Dauer des gesamten initial stärkeren Anstiegs (s)	118,15 ± 56,08 n.s.	84,55 ± 24,02 n.s.	*
Steigung des gesamten initial stärkeren Anstiegs (AU/s)	0,73 ± 0,43 *	0,57 ± 0,27 ***	n.s.
$AUC_{Ruhedurchblutung}$ (AU*s)	1746 ± 1037 n.s.	1435 ± 335 n.s.	n.s.
$AUC_{Maximalreaktion}$ (AU*s)	21754 ± 9977 n.s.	13409 ± 4738 ****	**
Änderung von $AUC_{Ruhedurchblutung}$ zu $AUC_{Maximalreaktion}$ (%)	1275,36 ± 606,54 *	880,0 ± 353,61 ***	n.s.

Tabelle 3.2-5: Vergleich der Diabetiker nach Vorliegen einer Limited Joint Mobility in Bezug auf Parameter der Wärmeprovokation. Die Angaben hinter den Werten beziehen sich auf die Signifikanz des Unterschiedes zur Kontrollgruppe (MW ± SD; *p<0,05, **p<0,01, ***p<0,001, ****p< 0,0001).

	Erkrankungsdauer			Vorliegen einer Limited Joint Mobility		
	Korr. koeff.	Signifikanz (2-seitig)		Korr. koeff.	Signifikanz (2-seitig)	
Ruhedurchblutung (AU)	-0,368	0,018	*	-0,054	0,738	n.s.
Maximalreaktion (AU)	-0,372	0,017	*	-0,445	0,004	**
Zeit bis zur Maximalreaktion (min.)	0,153	0,340	n.s.	-0,014	0,932	n.s.
Steigung bis zur Maximalreaktion (AU/min.)	-0,234	0,141	n.s.	-0,350	0,027	*
Zeit vom Beginn der Provokation bis zum Maximalanstieg des Flusses (s)	-0,081	0,618	n.s.	-0,043	0,796	n.s.
Dauer des Maximalanstieg des Flusses (s)	-0,071	0,664	n.s.	-0,223	0,172	n.s.
Steigung des Maximalanstieg des Flusses (AU/s)	-0,344	0,030	*	-0,197	0,229	n.s.
Dauer des gesamten initial stärkeren Anstiegs (s)	0,108	0,508	n.s.	-0,389	0,014	*
Steigung des gesamten initial stärkeren Anstiegs (AU/s)	-0,460	0,003	**	-0,138	0,403	n.s.
$AUC_{Ruhedurchblutung}$ (AU*s)	-0,368	0,018	*	-0,054	0,738	n.s.
$AUC_{Maximalreaktion}$ (AU*s)	-0,372	0,017	*	-0,445	0,004	**
Änderung von $AUC_{Ruhedurchblutung}$ zu $AUC_{Maximalreaktion}$ (%)	-0,029	0,858	n.s.	-0,286	0,074	n.s.

Tabelle 3.2-6: Korrelation (nach Spearman) zwischen der Erkrankungsdauer und dem Vorliegen einer Limited Joint Mobility mit Parametern des Wärmeprovokationstestes (*p<0,05, **p<0,01, n.s. nicht signifikant)

3.2.2.2 Untersuchung der postokklusiven reaktiven Hyperämie (PORH)

Bei der Betrachtung der Reaktion auf eine suprasystolische Stauung zeigten sich keine signifikanten Unterschiede zwischen den beiden Gruppen Diabetiker und Kontrolle (siehe Tabelle 3.2-8). Lediglich eine Tendenz ließ sich in Bezug auf das erreichte Maximum (Diabetiker vs. Kontrollgruppe: 44,12 ± 24,25 vs. 50,41 ± 13,82, n.s.; vgl. Abbildung 3.2-13) und als Folge dessen in Bezug auf die zeitliche Dimension der Hyperämie erkennen. So war sowohl die Dauer bis zum Erreichen der maximalen Hyperämie (10,80 ± 6,19 s vs. 12,38 ± 3,71 s, n.s.) als auch die Zeit bis zum Erreichen des halben Maximalflusses vor Hyperämie in der Gruppe der Diabetiker mit 2,21 ± 0,87 s vs. 3,25 ± 2,38 s (n.s.) etwas früher erreicht.

Ergebnisse

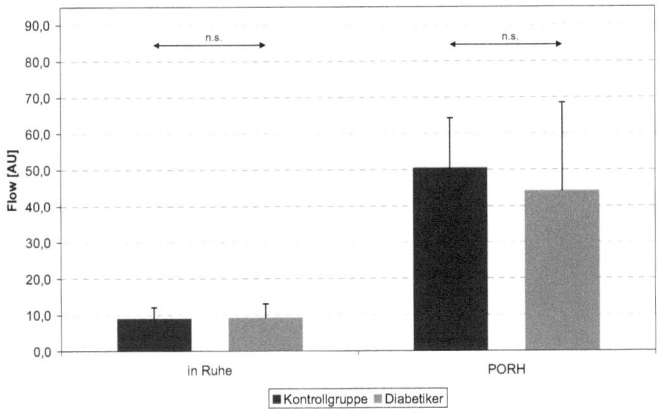

Abbildung 3.2-13: Darstellung des Flowsignalanstiegs nach suprasystolischer Stauung in Abhängigkeit vom Vorliegen eines Diabetes mellitus (MW + SD, n.s. nicht signifikant)

Betrachtet man die Untergruppen, so kristallisieren sich auch in diesem Stimulationstest deutliche Unterschiede heraus. Das erreichte Maximum ist in der Gruppe der Diabetespatienten mit einer Erkrankungsdauer über 10 Jahre signifikant niedriger als in der Kontrollgruppe und als in der Gruppe der Diabetiker mit einer kürzeren Krankheitsdauer (vgl. Abbildung 3.2-14). Zwischen den beiden letztgenannten Gruppen war in diesem Zusammenhang kein Unterschied nachweisbar.

Auch für die Fläche unter der Kurve (AUC) für den Zeitraum der Hyperämie ließ sich dieser Effekt wieder finden. So wurden hier deutlich niedrigere Werte in der Gruppe der Langzeitpatienten erfasst. Auch hier ließ sich zwischen der Gruppe der Kurzzeitdiabetiker und der Kontrollgruppe kein signifikanter Unterschied feststellen (siehe Tabelle 3.2-9).

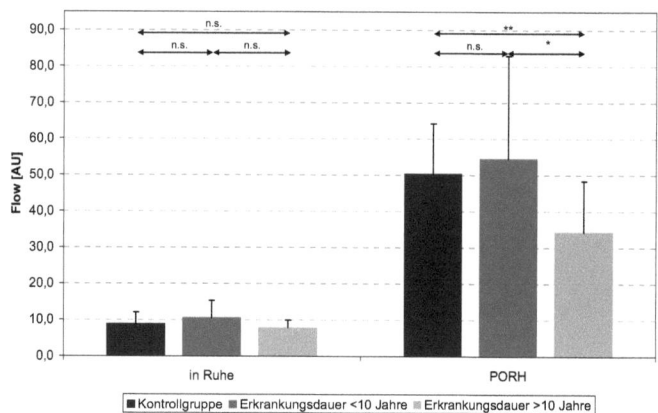

Abbildung 3.2-14: Darstellung des Flowsignalanstiegs nach suprasystolischer Stauung in Abhängigkeit von der Erkrankungsdauer (MW + SD, *p<0,05, **p<0,01, n.s. nicht signifikant)

Abbildung 3.2-15 liegt die Einteilung nach Vorliegen einer LJM zugrunde. Hier zeigt sich in Bezug auf die Höhe der Hyperämie eine signifikante Einschränkung der Durchblutung für die LJM-Patienten sowohl im Vergleich zur Kontrollgruppe als auch zur Gruppe der Diabetiker ohne Bewegungseinschränkung.

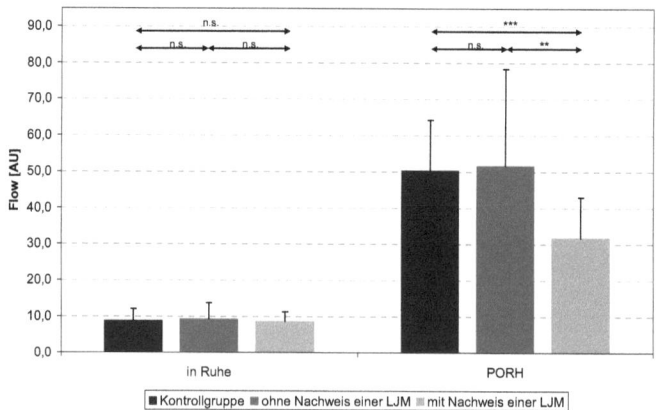

Abbildung 3.2-15: Darstellung des Flowsignalanstiegs nach suprasystolischer Stauung in Abhängigkeit vom Vorliegen einer Limited Joint Mobility (MW + SD, **p<0,01, ***p<0,001, n.s. nicht signifikant)

Gleiches gilt auch in Bezug auf die Fläche unter der Kurve (AUC) während der Hyperämiephase. Auch hier zeigten sich in der Gruppe der LJM-Patienten signifikant

Ergebnisse

erniedrigte Werte verglichen mit den beiden Vergleichsgruppen (siehe Tabelle 3.2-10).

Der Anstieg von der Ruhedurchblutung zur Phase der Hyperämie war in der Kontrollgruppe erwartungsgemäß am höchsten (vergleiche Abbildungen 3.2-16 bis 3.2-18). Hier konnten im Mittel Anstiege auf das 5,9-fache beobachtet werden. Nur wenig schwächer waren die Anstiege in der Gruppe der Diabetiker ohne LJM (ca. 5,7-fach, n.s.). Signifikant geringer fielen die Reaktionen der LJM-Patienten auf die suprasystolische Stauung aus. Hier wurde im Mittel ein Anstieg auf das 3,7-fache erreicht. Zwischen den Patienten ohne Bewegungseinschränkung und der Kontrollgruppe fanden sich in der Reaktion auf die suprasystolische Stauung keine signifikanten Unterschiede.

Bei Betrachtung der Untergruppen nach Erkrankungsdauer ließen sich ähnliche Unterschiede nicht wiederfinden.

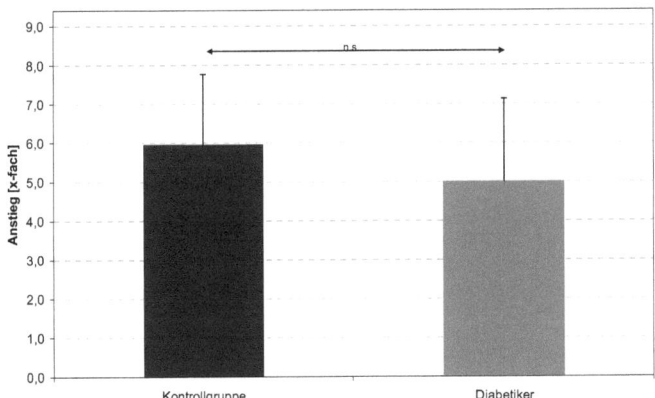

Abbildung 3.2-16: Darstellung des individuellen Flowanstiegs nach suprasystolischer Stauung in Abhängigkeit vom Vorliegen eines Diabetes mellitus (MW + SD, n.s. nicht signifikant)

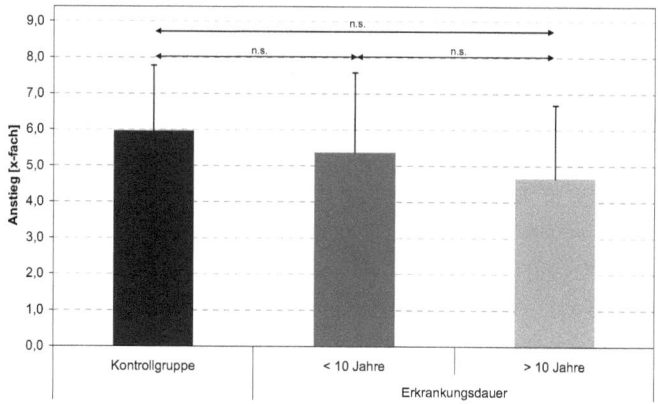

Abbildung 3.2-17: Darstellung des individuellen Flowanstiegs nach suprasystolischer Stauung in Abhängigkeit von der Erkrankungsdauer (MW + SD, n.s. nicht signifikant)

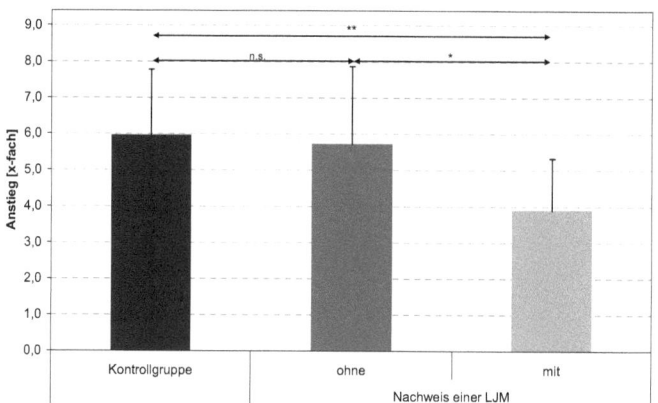

Abbildung 3.2-18: Darstellung des individuellen Flowanstiegs nach suprasystolischer Stauung in Abhängigkeit vom Vorliegen einer Limited Joint Mobility (MW + SD, *p<0,05, **p<0,01, n.s. nicht signifikant)

Bei Betrachtung der PORH-Typen nach Franzeck (1990) fiel ein selteneres Auftreten der biphasischen Typen A und B in allen Gruppen mit einem vorliegenden Diabetes mellitus verglichen mit der Kontrollgruppe auf (vgl. Abbildung 3.2-19 und Tabelle 3.2-7). Eine Signifikanz konnte in diesem Zusammenhang nicht nachgewiesen werden.

Ergebnisse

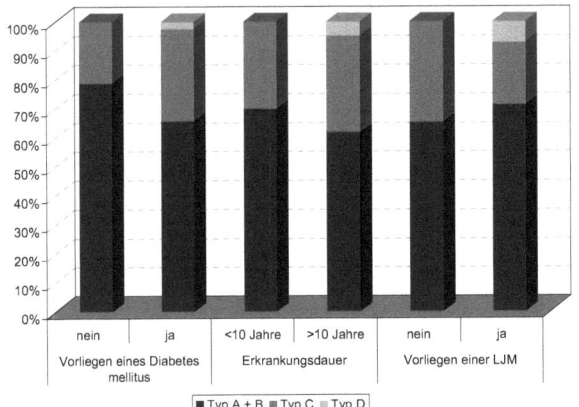

Abbildung 3.2-19: Auftreten der unterschiedlichen Hyperämie-Typen nach suprasystolischer Stauung

Gruppe	PORH-Typ		
	A+B (biphasisch)	C (monophasisch)	D (keine Hyperämie)
Kontrollgruppe	78,9 %	21,1 %	
Diabetiker	65,9 %	31,7 %	2,4 %
Erkrankungsdauer <10 Jahre	70,0 %	30,0 %	
Erkrankungsdauer >10 Jahre	61,9 %	33,3 %	4,8 %
keine LJM	65,4 %	34,6 %	
Vorliegen einer LJM	71,4 %	21,4 %	7,1 %

Tabelle 3.2-7: Häufigkeiten des Auftretens der unterschiedlichen Hyperämie-Typen nach suprasystolischer Stauung

Die Ergebnisse der PORH sind in Tabelle 3.2-8 bis 3.2-10 dargestellt.

Parameter	Kontrollgruppe	Diabetiker	Unterschied zw. d. Grp.
Ruhefluss (AU)	8,94 ± 3,12	9,19 ± 3,83	n.s.
Maximalfluss (AU)	50,41 ± 13,82	44,19 ± 24,25	n.s.
Verhältnis von Ruhefluss zu Maximalfluss	18,29 ± 5,66	24,62 ± 12,86	n.s.
Anstieg des Flusses	5,95 ± 1,82	5,00 ± 2,13	n.s.
Zeit bis zum Erreichen			
des Ruheflusses nach Stauung (ms)	1674,2 ± 914,3	1270,5 ± 638,9	n.s.
des halben Maximalflusses (vor Hyperämie) (ms)	3246,8 ± 2383,4	2213,4 ± 865,5	n.s.
des Maximalflusses (ms)	12383,7 ± 3711,7	10806,6 ± 6193,1	n.s.
des halben Maximalflusses (nach Hyperämie) (ms)	20475,3 ± 5412,1	18532,7 ± 7605,5	n.s.
$AUC_{Stauung}$ (AU*s)	944,5 ± 544,0	870,1 ± 649,1	n.s.
$AUC_{Hyperämie}$ (AU*s)	961,9 ± 450,2	973,3 ± 1348,5	n.s.
Verhältnis $AUC_{Hyperämie}/AUC_{Stauung}$	1,20 ± 0,62	1,29 ± 1,00	n.s.

Tabelle 3.2-8: Vergleich der Gruppen Kontrolle vs. Diabetiker in Bezug auf Parameter der postokklusiven Hyperämie (MW ± SD; n.s. nicht signifikant; $AUC_{Stauung}$: Fläche zwischen der Durchblutungskurve unter suprasystolischer Stauung (Biological zero) und dem Mittelwert in Ruhe, $AUC_{Hyperämie}$: Fläche zwischen der Durchblutungskurve nach suprasystolischer Stauung (Hyperämiephase) und dem Mittelwert in Ruhe, vgl. Abbildung 2.2-2).

Parameter	Diabetiker mit einer Erkrankungsdauer		Unterschied zw. d. Grp.
	< 10 Jahre	> 10 Jahre	
Ruhefluss (AU)	10,57 ± 4,73 [n.s.]	7,87 ± 2,08 [n.s.]	n.s.
Maximalfluss (AU)	54,52 ± 28,44 [n.s.]	34,35 ± 14,11 **	*
Verhältnis von Ruhefluss zu Maximalfluss	22,06 ± 9,70 [n.s.]	27,05 ± 15,11 [n.s.]	n.s.
Anstieg des Flusses	5,36 ± 2,22 [n.s.]	4,66 ± 2,03 [n.s.]	n.s.
Zeit bis zum Erreichen			
des Ruheflusses nach Stauung (ms)	1252,5 ± 600,5 [n.s.]	1287,6 ± 687,9 [n.s.]	n.s.
des halben Maximalflusses (vor Hyperämie) (ms)	2042,5 ± 743,3 *	2376,2 ± 957,2 [n.s.]	n.s.
des Maximalflusses (ms)	10600,5 ± 5915,4 [n.s.]	11002,9 ± 6586,5 [n.s.]	n.s.
des halben Maximalflusses (nach Hyperämie) (ms)	20412,5 ± 7274,3 [n.s.]	16742,4 ± 7649,7 [n.s.]	n.s.
$AUC_{Stauung}$	1102,2 ± 806,7 [n.s.]	648,9 ± 345,5 [n.s.]	n.s.
$AUC_{Hyperämie}$	1432,1 ± 1801,6 [n.s.]	536,3 ± 377,7 **	**
Verhältnis $AUC_{Hyperämie}/AUC_{Stauung}$	1,41 ± 1,03 [n.s.]	1,17 ± 0,99 [n.s.]	n.s.

Tabelle 3.2-9: Vergleich der Diabetiker nach Erkrankungsdauer in Bezug auf Parameter der postokklusiven Hyperämie. Die Angaben hinter den Werten beziehen sich auf die Signifikanz des Unterschiedes zur Kontrollgruppe (MW ± SD; n.s. nicht signifikant, *p<0,05, **p<0,01; Erläuterung zu $AUC_{Stauung}$ und $AUC_{Hyperämie}$ siehe Tabelle 3.2-8 und Abbildung 2.2-2).

Ergebnisse

Parameter	Diabetiker ohne LJM	Diabetiker mit LJM	Unterschied zw. d. Grp.
Ruhefluss (AU)	9,37 ± 4,40 n.s.	8,69 ± 2,65 n.s.	n.s.
Maximalfluss (AU)	51,69 ± 26,68 n.s.	31,77 ± 11,27 ***	**
Verhältnis von Ruhefluss zu Maximalfluss	20,52 ± 9,28 n.s.	30,42 ± 14,97 *	n.s.
Anstieg des Flusses	5,71 ± 2,15 n.s.	3,90 ± 1,43 **	*
Zeit bis zum Erreichen			
des Ruheflusses nach Stauung (ms)	1260,0 ± 689,4 n.s.	1245,0 ± 557,3 n.s.	n.s.
des halben Maximalflusses (vor Hyperämie) (ms)	2263,8 ± 763,3 n.s.	2082,1 ± 1067,5 n.s.	n.s.
des Maximalflusses (ms)	11205,0 ± 6479,5 n.s.	9688,6 ± 5784,0 n.s.	n.s.
des halben Maximalflusses (nach Hyperämie) (ms)	19319,6 ± 7831,0 n.s.	17087,9 ± 7520,3 n.s.	n.s.
$AUC_{Stauung}$	945,6 ± 737,8 n.s.	740,1 ± 467,5 n.s.	n.s.
$AUC_{Hyperämie}$	1264,9 ± 1619,2 n.s.	486,5 ± 288,7 **	**
Verhältnis $AUC_{Hyperämie}/AUC_{Stauung}$	1,45 ± 0,90 n.s.	1,07 ± 1,17 n.s.	n.s.

Tabelle 3.2-10: Vergleich der Diabetiker nach Vorliegen einer LJM in Bezug auf Parameter der postokklusiven Hyperämie. Die Angaben hinter den Werten beziehen sich auf die Signifikanz des Unterschiedes zur Kontrollgruppe (MW ± SD; *p<0,05, **p<0,01, ***p<0,001, n.s. nicht signifikant, Erläuterung zu $AUC_{Stauung}$ und $AUC_{Hyperämie}$ siehe Tabelle 3.2-8 und Abbildung 2.2-2).

Auch im PORH-Test zeigte sich eine signifikante negative Korrelation zwischen der Erkrankungsdauer und der Höhe des Ruheflow (siehe Tabelle 3.2-11). Die Höhe des Maximalflusses in der Hyperämiephase korrelierte sowohl mit der Dauer der Erkrankung als auch mit dem Vorliegen einer LJM, wogegen das Verhältnis von Ruhefluss zu Maximalfluss bzw. der Antieg des Flusses während der Hyperämie nur mit dem Vorliegen einer Limited Joint Mobility in Zusammenhang zu bringen war. Die Dauer der Hyperämie, die sich in der Zeit bis zum Wiedererreichen des halben Maximalflusses nach Hyperämie widerspiegelt, korrelierte negativ mit der Erkrankungsdauer.

	Erkrankungsdauer		Vorliegen einer Limited Joint Mobility	
	Korr. koeff.	Signifikanz (2-seitig)	Korr. koeff.	Signifikanz (2-seitig)
Ruhefluss (AU)	-0,329	0,035 *	0,020	0,900 n.s.
Maximalfluss (AU)	-0,390	0,012 *	-0,395	0,012 *
Verhältnis von Ruhefluss zu Maximalfluss	0,062	0,701 n.s.	0,409	0,009 **
Anstieg des Flusses	-0,062	0,701 n.s.	-0,409	0,009 **
Zeit bis zum Erreichen				
des Ruheflusses nach Stauung (ms)	0,166	0,300 n.s.	-0,023	0,889 n.s.
des halben Maximalflusses (vor Hyperämie) (ms)	0,237	0,136 n.s.	-0,161	0,320 n.s.
des Maximalflusses (ms)	0,010	0,950 n.s.	-0,179	0,268 n.s.
des halben Maximalflusses (nach Hyperämie) (ms)	-0,355	0,023 *	-0,168	0,300 n.s.
$AUC_{Stauung}$	-0,329	0,036 *	-0,095	0,558 n.s.
$AUC_{Hyperämie}$	-0,519	0,001 **	-0,445	0,004 **
Verhältnis $AUC_{Hyperämie}/AUC_{Stauung}$	-0,121	0,451 n.s.	-0,300	0,060 n.s.

Tabelle 3.2-11: Korrelation (nach Spearman) zwischen der Erkrankungsdauer und dem Vorliegen einer Limited Joint Mobility mit Parametern des Wärmeprovokationstestes (*p<0,05, **p<0,01, n.s. nicht signifikant)

3.2.2.3 Vasomotion

Bezüglich der Ergebnisse zur Vasomotion soll zuerst dargestellt werden, inwieweit es durch die beiden Provokationstests zu einer stärkeren Ausprägung der verschiedenen Komponenten (endothelial, sympathisch, myogen) kam, bevor auf die Unterschiede zwischen Diabetikern und gesunden Probanden eingegangen wird. Sowohl in der Gruppe der Diabetiker als auch in der Kontrollgruppe zeigte sich unter Wärmeprovokation schon nach kurzer Zeit (zwei Minuten) ein signifikanter Anstieg der spektralen Leistungsdichte in allen drei Frequenzbändern (vgl. Abbildung 3.2-20). Die durch lokale sympathische Aktivität verursachte Vasomotion nahm darüber hinaus unter dem andauernden Wärmestimulus noch weiter zu. In der postokklusiven reaktiven Hyperämie dagegen war nur die vom Endothel hervorgerufene Vasomotion vermehrt nachzuweisen. Sympathische und myogene Einflüsse schienen hier keinen nachweisbaren Einfluss zu haben.

Ergebnisse

Vergleich Kontrollgruppe - Diabetiker

Im Vergleich der unterschiedlichen Vasomotionsmuster zwischen den beiden Gruppen zeigte sich ein signifikanter Unterschied nur in der myogen verursachten Vasomotion als Antwort auf die Wärmeprovokation (siehe Tabelle 3.2-11). Während in der Ruhephase keine signifikante Differenz bestand, war zwei Minuten nach Wärmeprovokation im Frequenzintervall von 3,6 bis 12 cpm eine deutlich niedrigere spektrale Leistungsdichte in der Gruppe der Diabetiker nachweisbar. Diese Diskrepanz war auch 15 Minuten nach Beginn der Wärmeapplikation noch deutlich zu erkennen.

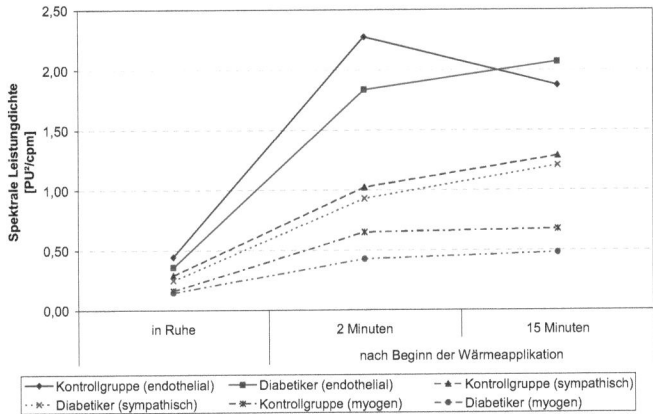

Abbildung 3.2-20: Darstellung der Vasomotionsveränderungen unter Wärmeprovokation in Abhängigkeit vom Vorliegen eines Diabetes mellitus (MW)[1].

---

[1] Aus Übersichtsgründen wurde in der Abbildung auf die Darstellung der Standardabweichung verzichtet. Sie kann ebenso wie die Signifikanzen der Unterschiede aus Tabelle 3.2-12 entnommen werden.

Spektrale Leistungsdichte (PU²/cpm)	Kontrollgruppe	Diabetiker	Unterschied zw. d. Grp.
Endotheliale Komponente (0,54-1,2 cpm)			
in Ruhe	0,4437 ± 0,3952	0,3587 ± 0,3944	n.s.
zu Beginn der Hitzeprovokation	2,2736 ± 1,3026	1,8362 ± 1,4155	n.s.
zum Ende der Hitzeprovokation	1,8724 ± 0,9162	2,0698 ± 1,8929	n.s.
Änderung Ruhe – Beginn	***	***	
Änderung Beginn – Ende	n.s.	n.s.	
Lokale sympathische Aktivität (1,2-3,6 cpm)			
in Ruhe	0,2899 ± 0,1966	0,2461 ± 0,2176	n.s.
zu Beginn der Hitzeprovokation	1,0219 ± 0,3274	0,9289 ± 0,5054	n.s.
zum Ende der Hitzeprovokation	1,2828 ± 0,4154	1,2023 ± 0,7044	n.s.
Änderung Ruhe – Beginn	***	***	
Änderung Beginn – Ende	*	**	
Myogene Komponente (3,6-12 cpm)			
in Ruhe	0,1592 ± 0,1210	0,1439 ± 0,1570	n.s.
zu Beginn der Hitzeprovokation	0,6482 ± 0,2335	0,4253 ± 0,2140	***
zum Ende der Hitzeprovokation	0,6758 ± 0,2784	0,4798 ± 0,2567	**
Änderung Ruhe – Beginn	***	***	
Änderung Beginn – Ende	n.s.	n.s.	

Tabelle 3.2-12: Vergleich der Gruppen Kontrolle vs. Diabetiker in Bezug auf Parameter der vasomotorischen Reaktion auf Wärmeprovokation. (MW ± SD; *p<0,05, **p<0,01, ***p<0,001, n.s. nicht signifikant).

Die Reaktion auf die suprasystolische Stauung war in beiden Gruppen nahezu gleich (vgl. Abbildung 3.2-21). Die endothelial bedingte Vasomotion nahm stark zu, während die durch lokale sympathische Aktivität und die Gefäßmuskulatur bedingten Vasomotionen nahezu gleich blieben. Zwischen den beiden Gruppen war kein signifikanter Unterschied nachweisbar (siehe Tabelle 3.2-13).

Spektrale Leistungsdichte (PU²/cpm)	Kontrollgruppe	Diabetiker	Unterschied zw. d. Grp.
Endotheliale Komponente (0,54-1,2 cpm)			
in Ruhe	0,5301 ± 0,4289	0,5117 ± 0,5622	n.s.
während PORH	0,9565 ± 0,5211	0,9504 ± 0,9842	n.s.
Änderung Ruhe - PORH	*	***	
Lokale sympathische Aktivität (1,2-3,6 cpm)			
in Ruhe	0,3891 ± 0,3258	0,3320 ± 0,2664	n.s.
während PORH	0,3004 ± 0,1238	0,3724 ± 0,5450	n.s.
Änderung Ruhe – PORH	n.s.	n.s.	
Myogene Komponente (3,6-12 cpm)			
in Ruhe	0,2361 ± 0,2726	0,1730 ± 0,1493	n.s.
während PORH	0,1708 ± 0,0668	0,1955 ± 0,2100	n.s.
Änderung Ruhe – PORH	n.s.	n.s.	

Tabelle 3.2-13: Vergleich der Gruppen Kontrolle vs. Diabetiker in Bezug auf Parameter der vasomotorischen Reaktion auf suprasystolische Stauung (MW ± SD; *p<0,05, ***p<0,001, n.s. nicht signifikant).

Ergebnisse

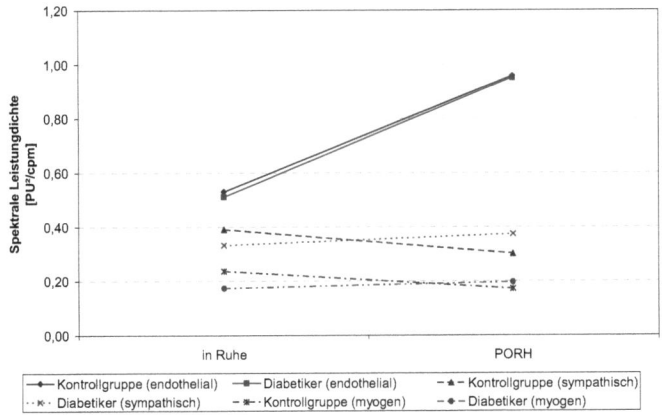

Abbildung 3.2-21: Darstellung der Vasomotionsveränderungen nach suprasystolischer Stauung in Abhängigkeit vom Vorliegen eines Diabetes mellitus (MW).[2] Zwischen den Gruppen konnten keine signifikanten Unterschiede nachgewiesen werden.

Vergleich nach Erkrankungsdauer

Bei genauerer Betrachtung der Gruppe der Diabetiker nach dem o. g. Kriterium findet man in allen Untergruppen eine signifikante Reaktion der Vasomotion auf einen Wärmestimulus innerhalb von zwei Minuten (siehe Tabelle 3.2-14). Wie die Abbildungen 3.2-22 bis 3.2-24 verdeutlichen, beinhaltet diese Reaktion alle drei Komponenten (endothelial, sympathisch, myogen). Zu einer weiteren Reaktion auf die andauernde Wärmeapplikation kam es in allen Untergruppen nur im sympathischen Frequenzband (vgl. Abbildung 3.2-23) – eine weitere signifikante endothelial oder myogen bedingte Veränderung war nicht nachzuweisen.

Abbildung 3.2-22 lässt deutlich eine langsamere Reaktion in der Gruppe der Langzeitdiabetiker erkennen. Während die Vasomotionen der Kontrollgruppe und der Kurzzeitdiabetiker sich zum Ende des Provokationstestes wieder in Richtung von Ruhebedingungen „normalisierten", war in der Gruppe der Langzeitdiabetiker immer noch eine Zunahme festzustellen. Das Gesamtausmaß der Reaktion war nicht eingeschränkt, wurde jedoch deutlich später erreicht. Aufgrund der starken Streuungen waren die Unterschiede nicht signifikant.

---

[2]Aus Übersichtsgründen wurde in der Abbildung auf die Darstellung der Standardabweichung verzichtet. Sie kann ebenso wie die Signifikanzen der Unterschiede aus Tabelle 3.2-13 entnommen werden.

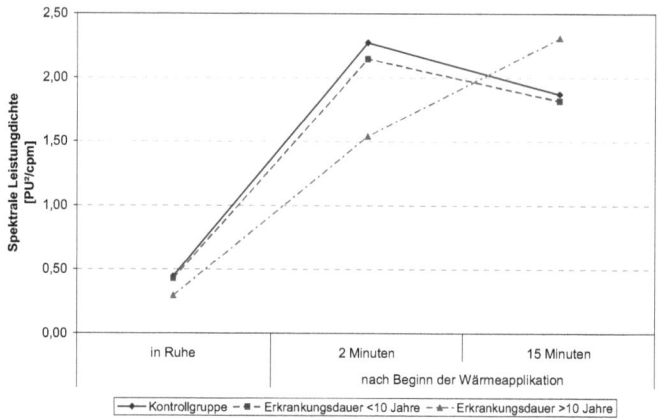

Abbildung 3.2-22: Darstellung der vom Endothel verursachten Vasomotionsveränderungen unter Wärmeprovokation in Abhängigkeit von der Erkrankungsdauer (MW).[3]

Die Reaktion der sympathikogenen Vasomotion der Langzeitdiabetiker war im Mittel langsamer und weniger stark ausgeprägt als in den beiden anderen Gruppen, jedoch nicht signifikant verschieden (vgl. Abbildung 3.2-23). Wie schon bei den endothelialen Frequenzen der Vasomotion verhielten sich die Vasomotionen sympathischer Genese in Kontrollgruppe und bei Diabetikern bei Diabetikern mit kürzerer Erkrankungsdauer nahezu analog.

Darüber hinaus zeigte sich ein signifikanter Unterschied zwischen den Langzeitdiabetikern und der Kontrollgruppe im Frequenzband der myogenen Komponente sowohl nach 2 Minuten als auch 15 Minuten nach Beginn der Wärmeapplikation (vgl. Abbildung 3.2-24). Die Vasomotionsreaktion beider Diabetesgruppen war deutlich langsamer und geringer ausgeprägt, wobei die Patienten mit einer Erkrankungsdauer von über 10 Jahren wiederum signifikant niedrigere Reaktionen aufwiesen als ihre kürzer erkrankte Vergleichsgruppe. Zwischen den beiden Untergruppen (Kurzzeit-/Langzeitdiabetiker) konnte nur zwei Minuten nach Beginn des Provokationstestes ein signifikanter Unterschied erfasst werden.

---

[3] Aus Übersichtsgründen wurde in der Abbildung auf die Darstellung der Standardabweichung verzichtet. Sie kann ebenso wie die Signifikanzen der Unterschiede aus Tabelle 3.2-14 entnommen werden.

Ergebnisse

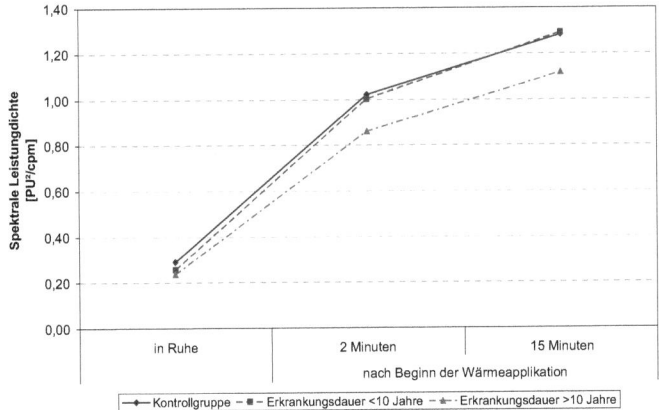

Abbildung 3.2-23: Darstellung der durch lokale sympathische Aktivität verursachten Vasomotionsveränderungen unter Wärmeprovokation in Abhängigkeit von der Erkrankungsdauer (MW).[4]

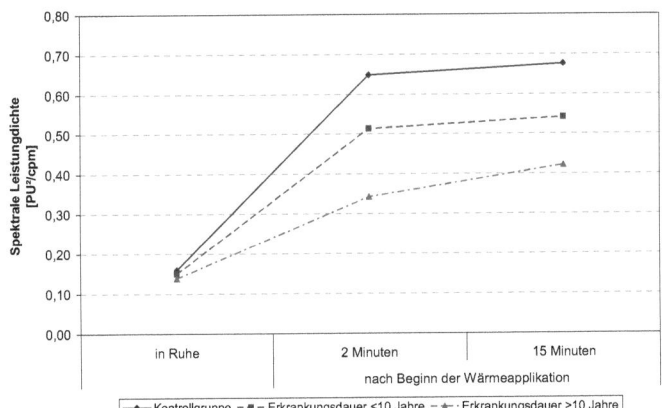

Abbildung 3.2-24: Darstellung der von der glatten Gefäßmuskulatur verursachten Vasomotionsveränderungen unter Wärmeprovokation in Abhängigkeit von der Erkrankungsdauer (MW).[5]

---

[4] Aus Übersichtsgründen wurde in der Abbildung auf die Darstellung der Standardabweichung verzichtet. Sie kann ebenso wie die Signifikanzen der Unterschiede aus Tabelle 3.2-14 entnommen werden.
[5] Aus Übersichtsgründen wurde in der Abbildung auf die Darstellung der Standardabweichung verzichtet. Sie kann ebenso wie die Signifikanzen der Unterschiede aus Tabelle 3.2-14 entnommen werden.

Spektrale Leistungsdichte (PU²/cpm)	Diabetiker mit einer Erkrankungsdauer		Unterschied zw. d. Grp.
	< 10 Jahre	> 10 Jahre	
Endotheliale Komponente (0,54-1,2 cpm)			
in Ruhe	0,4264 ± 0,5203 n.s.	0,2943 ± 0,2123 n.s.	n.s.
zu Beginn der Hitzeprovokation	2,1458 ± 1,4402 n.s.	1,5413 ± 1,3601 n.s.	n.s.
zum Ende der Hitzeprovokation	1,8187 ± 1,0986 n.s.	2,3089 ± 2,4282 n.s.	n.s.
Änderung Ruhe – Beginn	***	***	
Änderung Beginn – Ende	n.s.	n.s.	
Lokale sympathische Aktivität (1,2-3,6 cpm)			
in Ruhe	0,2563 ± 0,2236 n.s.	0,2363 ± 0,2167 n.s.	n.s.
zu Beginn der Hitzeprovokation	1,0021 ± 0,5058 n.s.	0,8592 ± 0,5073 n.s.	n.s.
zum Ende der Hitzeprovokation	1,2916 ± 0,6899 n.s.	1,1173 ± 0,7243 n.s.	n.s.
Änderung Ruhe – Beginn	****	****	
Änderung Beginn – Ende	*	*	
Myogene Komponente (3,6-12 cpm)			
in Ruhe	0,1498 ± 0,1686 n.s.	0,1383 ± 0,1490 n.s.	n.s.
zu Beginn der Hitzeprovokation	0,5126 ± 0,2226 n.s.	0,3421 ± 0,1721 ***	*
zum Ende der Hitzeprovokation	0,5410 ± 0,3158 n.s.	0,4215 ± 0,1723 **	n.s.
Änderung Ruhe – Beginn	***	***	
Änderung Beginn – Ende	n.s.		*

Tabelle 3.2-14: Vergleich der Diabetiker nach Erkrankungsdauer in Bezug auf Parameter der vasomotorischen Reaktion auf Wärmeprovokation. Die Angaben hinter den Werten beziehen sich auf die Signifikanz des Unterschiedes zur Kontrollgruppe (MW ± SD; *p<0,05, **p<0,01, ***p<0,001, ****p<0,0001, n.s. nicht signifikant).

Für beide Untergruppen zeigte sich eine signifikante endotheliale Reaktion auf die suprasystolische Stauung. Für die lokal-sympathischen sowie für die myogenen Frequenzen war in keiner Untergruppe eine signifikante Reaktion auf den Stimulus nachweisbar.

In der Gruppe der Diabetiker mit einer Erkrankungsdauer über zehn Jahren konnte in der Reaktion auf die suprasystolische Stauung eine signifikant niedrigere Reaktion für die endotheliale Komponente nachgewiesen werden (vgl. Abbildung 3.2-25 und Tabelle 3.2-15). Dieser Unterschied bestand sowohl im Vergleich zur Kontrollgruppe als auch zur Gruppe der Diabetespatienten mit einer Erkrankungsdauer unter 10 Jahren. Der Unterschied zwischen Kontrollgruppe und Kurzzeitdiabetikern war nicht signifikant.

Ergebnisse

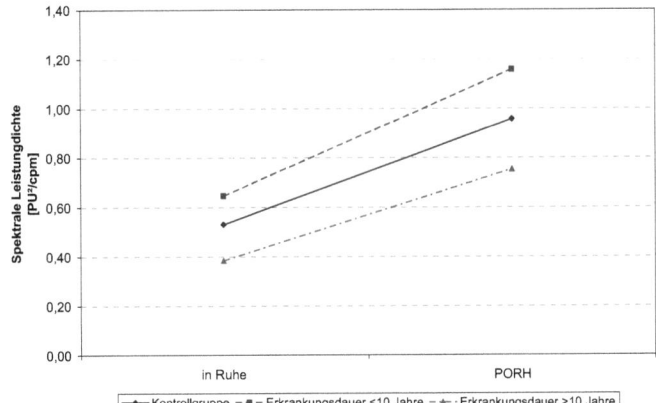

Abbildung 3.2-25: Darstellung der vom Endothel verursachten Vasomotionsveränderungen während postokklusiver reaktiver Hyperämie in Abhängigkeit von der Erkrankungsdauer (MW).[6]

Spektrale Leistungsdichte (PU^2/cpm)	Diabetiker mit einer Erkrankungsdauer		Unterschied zw. d. Grp.
	< 10 Jahre	> 10 Jahre	
Endotheliale Komponente (0,54-1,2 cpm)			
in Ruhe	0,6458 ± 0,6995 n.s.	0,3840 ± 0,3637 n.s.	n.s.
während PORH	1,1578 ± 0,8039 n.s.	0,7530 ± 1,1133 **	**
Änderung Ruhe - PORH	***	*	
Lokale sympathische Aktivität (1,2-3,6 cpm)			
in Ruhe	0,3816 ± 0,2882 n.s.	0,2848 ± 0,2414 n.s.	n.s.
während PORH	0,3643 ± 0,2050 n.s.	0,3801 ± 0,7443 **	n.s.
Änderung Ruhe – PORH	n.s.	n.s.	
Myogene Komponente (3,6-12 cpm)			
in Ruhe	0,1964 ± 0,1496 n.s.	0,1508 ± 0,1492 n.s.	n.s.
während PORH	0,2392 ± 0,2602 n.s.	0,1539 ± 0,1420 n.s.	n.s.
Änderung Ruhe – PORH	n.s.	n.s.	

Tabelle 3.2-15: Vergleich der Diabetiker nach Erkrankungsdauer in Bezug auf Parameter der vasomotorischen Reaktion auf eine suprasystolische Stauung. Die Angaben hinter den Werten beziehen sich auf die Signifikanz des Unterschiedes zur Kontrollgruppe (MW ± SD; *p<0,05, **p<0,01, ***p<0,001, n.s. nicht signifikant).

---

[6] Aus Übersichtsgründen wurde in der Abbildung auf die Darstellung der Standardabweichung verzichtet. Sie kann ebenso wie die Signifikanzen der Unterschiede aus Tabelle 3.2-15 entnommen werden.

Vergleich nach Vorliegen einer Limited Joint Mobility

In beiden Gruppen (LJM-Patienten, Nicht-LJM-Patienten) kam es auch schon kurze Zeit nach Beginn der Temperatursteigerung unter Wärmeprovokation zu einer signifikanten Verstärkung der Vasomotion in allen drei untersuchten Anteilen. Wie schon in den vorhergenannten Untersuchungen kam es auch hier nur in Bezug auf die sympathogenen Frequenzen zu einer weiteren Verstärkung der Vasomotion unter andauernder Wärmeprovokation (vgl. Abbildung 3.2-27).

Die Gruppe der LJM-Patienten zeichnete sich bei Betrachtung der endothelialen Komponente der Vasomotion im Vergleich zur Kontrollgruppe durch eine signifikant niedrigere Reaktion nach Wärmeprovokation aus (vgl. Abbildung 3.2-26). Auch im Vergleich zu den Patienten ohne Bewegungseinschränkung waren die Reaktionen signifikant erniedrigt.

Erkennbar ist die langsamere und signifikant geringer ausgeprägte Reaktion in der Gruppe der LJM-Patienten vor allem zwei Minuten nach Beginn der Wärmeprovokation.

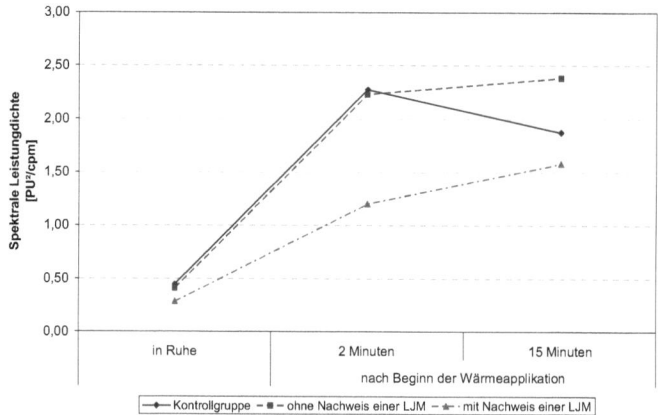

Abbildung 3.2-26: Darstellung der vom Endothel verursachten Vasomotionsveränderungen unter Wärmeprovokation in Abhängigkeit vom Vorliegen einer Limited Joint Mobility (MW).[7]

Bezüglich der sympathikogenen Frequenzen zeigte sich im Vasomotionsmuster eine geringere Reagibilität bei den LJM-Patienten. Der Unterschied betraf sowohl den Vergleich zu den Nicht-LJM-Patienten als auch zur Kontrollgruppe (vgl. Abbildung

---

[7] Aus Übersichtsgründen wurde in der Abbildung auf die Darstellung der Standardabweichung verzichtet. Sie kann ebenso wie die Signifikanzen der Unterschiede aus Tabelle 3.2-16 entnommen werden.

Ergebnisse

3.2-27). Erkennbar war eine langsamere und deutlich geringer ausgeprägte Reaktion in der Gruppe der LJM-Patienten, wohingegen Patienten ohne Bewegungseinschränkung eine der Kontrollgruppe sehr ähnliche vasomotorische Reaktion aufwiesen. Auffällig war daneben auch die schon unter Ruhebedingungen im Mittel geringer ausgeprägte Vasomotion.

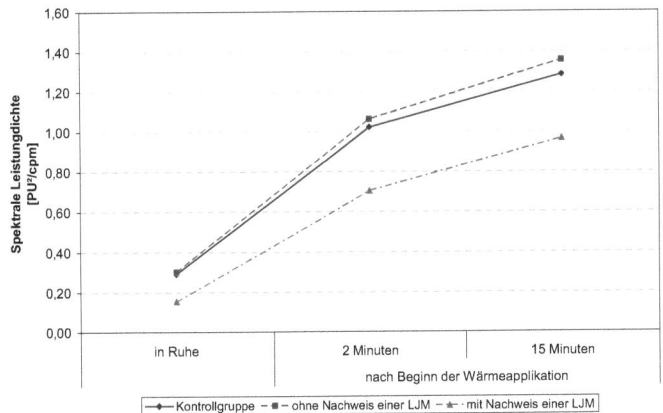

Abbildung 3.2-27: Darstellung der durch lokale sympathische Aktivität verursachten Vasomotionsveränderungen unter Wärmeprovokation in Abhängigkeit vom Vorliegen einer Limited Joint Mobility (MW).[8]

Im Frequenzband der Gefäßmuskulatur waren signifikante Unterschiede in der Vasomotionsantwort auf Wärmeapplikation zwischen Kontrollgruppe und jeweils den beiden Diabetikergruppen – nicht jedoch zwischen den beiden Gruppen nachweisbar (vgl. Abbildung 3.2-28 und Tabelle 3.2-16), wobei die Patienten mit LJM (nicht signifikant) niedrigere Reaktionen aufwiesen als die Patienten ohne Bewegungseinschränkung.

---

[8] Aus Übersichtsgründen wurde in der Abbildung auf die Darstellung der Standardabweichung verzichtet. Sie kann ebenso wie die Signifikanzen der Unterschiede aus Tabelle 3.2-16 entnommen werden.

Ergebnisse

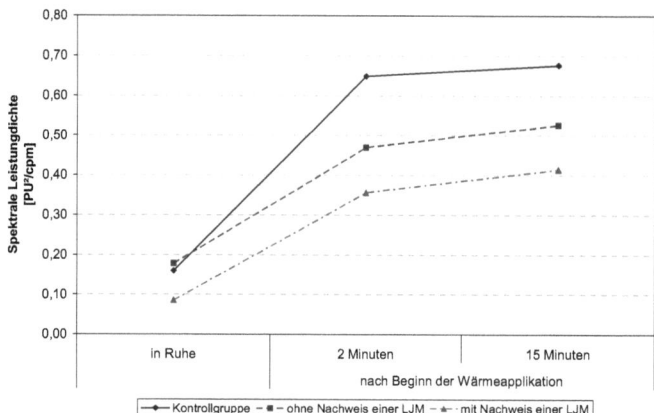

Abbildung 3.2-28: Darstellung der von der glatten Gefäßmuskulatur verursachten Vasomotionsveränderungen unter Wärmeprovokation in Abhängigkeit vom Vorliegen einer Limited Joint Mobility (MW).[9]

Spektrale Leistungsdichte (PU²/cpm)	Diabetiker ohne LJM	Diabetiker mit LJM	Unterschied zw. d. Grp.
Endotheliale Komponente (0,54-1,2 cpm)			
in Ruhe	0,4090 ± 0,4419 n.s.	0,2839 ± 0,2947 n.s.	n.s.
zu Beginn der Hitzeprovokation	2,2284 ± 1,6230 n.s.	1,1986 ± 0,4801 **	*
zum Ende der Hitzeprovokation	2,3825 ± 2,1715 n.s.	1,5813 ± 1,1728 n.s.	n.s.
Änderung Ruhe – Beginn	****	****	
Änderung Beginn – Ende	n.s.	n.s.	
Lokale sympathische Aktivität (1,2-3,6 cpm)			
in Ruhe	0,3006 ± 0,2537 n.s.	0,1522 ± 0,0758 *	*
zu Beginn der Hitzeprovokation	1,0625 ± 0,5562 n.s.	0,7033 ± 0,3043 *	*
zum Ende der Hitzeprovokation	1,3550 ± 0,7840 n.s.	0,9647 ± 0,4537 n.s.	n.s.
Änderung Ruhe – Beginn	****	****	
Änderung Beginn – Ende	*	**	
Myogene Komponente (3,6-12 cpm)			
in Ruhe	0,1779 ± 0,1882 n.s.	0,0851 ± 0,0373 n.s.	n.s.
zu Beginn der Hitzeprovokation	0,4690 ± 0,2277 *	0,3564 ± 0,1734 **	n.s.
zum Ende der Hitzeprovokation	0,5257 ± 0,2596 n.s.	0,4138 ± 0,2423 *	n.s.
Änderung Ruhe – Beginn	****	****	
Änderung Beginn – Ende	n.s.	n.s.	

Tabelle 3.2-16: Vergleich der Diabetiker nach Vorliegen einer Limited Joint Mobility in Bezug auf Parameter der vasomotorischen Reaktion auf Wärmeprovokation. Die Angaben hinter den Werten beziehen sich auf die Signifikanz des Unterschiedes zur Kontrollgruppe (MW ± SD; *p<0,05, **p<0,01, ****p<0,0001, n.s. nicht signifikant).

---

[9] Aus Übersichtsgründen wurde in der Abbildung auf die Darstellung der Standardabweichung verzichtet. Sie kann ebenso wie die Signifikanzen der Unterschiede aus Tabelle 3.2-16 entnommen werden.

Ergebnisse

Bei den Diabetikern mit einer LJM konnte eine signifikant niedrigere Reaktion der Vasomotion auf die suprasystolische Stauung gegenüber der Kontrollgruppe und den Diabetikern ohne Einschränkung der Gelenkbeweglichkeit nachgewiesen werden (vgl. Abbildung 3.2-29 und Tabelle 3.2-17). Auffällig war außerdem, dass eine Zunahme der Vasomotion in dieser Gruppe nahezu ausblieb. Zwischen der Kontrollgruppe und der Gruppe der Nicht-LJM-Patienten ließ sich kein signifikanter Unterschied nachweisen.

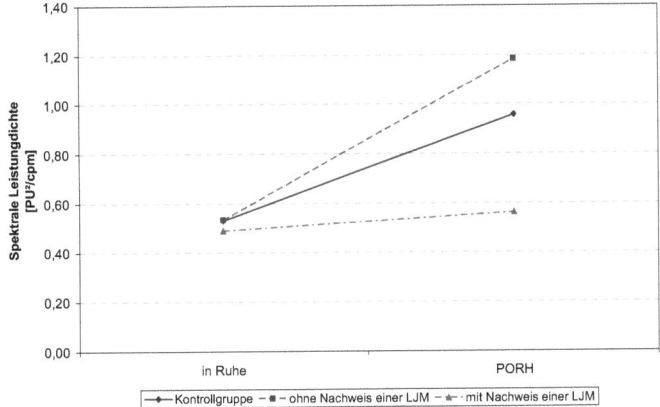

Abbildung 3.2-29: *Darstellung der vom Endothel verursachten Vasomotionsveränderungen während postokklusiver reaktiver Hyperämie in Abhängigkeit vom Vorliegen einer Limited Joint Mobility (MW).*[10]

---

[10] Aus Übersichtsgründen wurde in der Abbildung auf die Darstellung der Standardabweichung verzichtet. Sie kann ebenso wie die Signifikanzen der Unterschiede aus Tabelle 3.2-17 entnommen werden.

Spektrale Leistungsdichte (PU²/cpm)	Diabetiker ohne LJM	Diabetiker mit LJM	Unterschied zw. d. Grp.
Endotheliale Komponente (0,54-1,2 cpm)			
in Ruhe	0,5327 ± 0,6126 n.s.	0,4881 ± 0,4957 n.s.	n.s.
während PORH	1,1835 ± 1,1562 n.s.	0,5622 ± 0,3296 *	*
Änderung Ruhe – PORH	****	n.s.	
Lokale sympathische Aktivität (1,2-3,6 cpm)			
in Ruhe	0,3686 ± 0,2952 n.s.	0,2739 ± 0,2074 n.s.	n.s.
während PORH	0,4767 ± 0,6634 n.s.	0,1957 ± 0,0879 **	*
Änderung Ruhe – PORH	n.s.	n.s.	
Myogene Komponente (3,6-12 cpm)			
in Ruhe	0,1762 ± 0,1637 n.s.	0,1734 ± 0,1282 n.s.	n.s.
während PORH	0,2445 ± 0,2499 n.s.	0,1116 ± 0,0493 *	*
Änderung Ruhe – PORH	n.s.	n.s.	

Tabelle 3.2-17: Vergleich der Diabetiker nach Vorliegen einer Limited Joint Mobility in Bezug auf Parameter der vasomotorischen Reaktion auf eine suprasystolische Stauung. Die Angaben hinter den Werten beziehen sich auf die Signifikanz des Unterschiedes zur Kontrollgruppe (MW ± SD *p<0,05, **p<0,01, ****p<0,0001, n.s. nicht signifikant).

Tabelle 3.2-18 stellt korrelative Zusammenhänge zwischen Erkrankungsdauer sowie Vorliegen einer LJM und Parametern der Vasomotion (vor und nach Wärmeprovokation) dar. Es zeigte sich ein negativer Zusammenhang zwischen der Erkrankungsdauer und dem Ausmaß der Vasomotion in Ruhe (vor der Wärmeprovokation) sowohl für die sympathische als auch für die myogene Aktivität. Direkt nach Wärmeapplikation korrelierte die Erkrankungsdauer mit der endothelialen und der myogenen Aktivität der Vasomotion. Das Vorliegen einer Limited Joint Mobility konnte nur mit der vom Endothel generierten Vasomotion kurz nach Beginn der Wärmeprovokation in Zusammenhang gebracht werden.

Ergebnisse

	Erkrankungsdauer		Vorliegen einer Limited Joint Mobility	
	Korr. koeff.	Signifikanz (2-seitig)	Korr. koeff.	Signifikanz (2-seitig)
Endotheliale Komponente (0,54-1,2 cpm)				
in Ruhe	-0,198	0,215 n.s.	-0,279	0,081 n.s.
zu Beginn der Hitzeprovokation	-0,362	0,020 *	-0,368	0,020 *
zum Ende der Hitzeprovokation	-0,182	0,254 n.s.	-0,182	0,262 n.s.
Lokale sympathische Aktivität (1,2-3,6 cpm)				
in Ruhe	-0,311	0,048 *	-0,259	0,107 n.s.
zu Beginn der Hitzeprovokation	-0,260	0,100 n.s.	-0,295	0,064 n.s.
zum Ende der Hitzeprovokation	-0,276	0,081 n.s.	-0,241	0,135 n.s.
Myogene Komponente (3,6-12 cpm)				
in Ruhe	-0,350	0,025 *	-0,186	0,250 n.s.
zu Beginn der Hitzeprovokation	-0,367	0,018 *	-0,259	0,107 n.s.
zum Ende der Hitzeprovokation	-0,205	0,198 n.s.	-0,300	0,060 n.s.

Tabelle 3.2-18: Korrelation (nach Spearman) zwischen der Erkrankungsdauer und dem Vorliegen einer Limited Joint Mobility mit Parametern der Vasomotion während des Wärmeprovokationstestes (*p<0,05, **p<0,01, n.s. nicht signifikant).

Wie aus Tabelle 3.2-19 hervorgeht, korrelierte die Erkrankungsdauer im PORH-Test mit allen untersuchten Frequenzintervallen der Vasomotion sowohl in Ruhe als auch während der postokklusiven reaktiven Hyperämie signifikant negativ. Dagegen konnte das Vorliegen einer Limited Joint Mobility nur mit den stimulierten Vasomotionen unter Hyperämie in Zusammenhang gebracht werden.

	Erkrankungsdauer		Vorliegen einer Limited Joint Mobility	
	Korr. koeff.	Signifikanz (2-seitig)	Korr. koeff.	Signifikanz (2-seitig)
Endotheliale Komponente (0,54-1,2 cpm)				
in Ruhe	-0,311	0,047 *	-0,005	0,978 n.s.
während PORH	-0,545	0,000 **	-0,384	0,015 *
Lokale sympathische Aktivität (1,2-3,6 cpm)				
in Ruhe	-0,331	0,034 *	-0,141	0,386 n.s.
während PORH	-0,463	0,002 **	-0,404	0,010 **
Myogene Komponente (3,6-12 cpm)				
in Ruhe	-0,343	0,028 *	0,032	0,846 n.s.
während PORH	-0,385	0,013 *	-0,272	0,089 n.s.

Tabelle 3.2-19: Korrelation (nach Spearman) zwischen der Erkrankungsdauer und dem Vorliegen einer Limited Joint Mobility mit Parametern der Vasomotion vor und während der PORH (*p<0,05, **p<0,01, n.s. nicht signifikant).

4 Diskussion

Das Ziel der vorgestellten Untersuchung bestand darin, mittels einer Kombination der beiden Methoden Laser-Doppler-Flowmetrie (LDF) und transkutaner Sauerstoffpartialdruckmessung (tcpO$_2$) eine Aussage über das Ausmaß der Hautmikrozirkulationsveränderungen bei Diabetikern treffen zu können. Diese sollten während verschiedener Stimulationstests erfasst werden. Besonderes Augenmerk lag auf dem Nachweis von mikrozirkulatorischen Veränderungen bei Diabetikern, die unter einer Limited Joint Mobility leiden. Diese gilt als frühes klinisches Anzeichen für eine eingeschränkte Mikrozirkulation und als mit mikroangiopathischen Spätfolgen assoziiert, wobei bisherige Ergebnisse größtenteils auf epidemiologischen (deskriptiven) Studien beruhen (Amin et al. 2005, Arkkila et al. 1994, Frost et Beischer 2001, Garg et al. 1992, Gertner et al. 1990, Jennings et al. 1989, Montana et al. 1995, Pal et al. 1986, Rosenbloom et al. 1984). In der vorliegenden Arbeit wurden die Diabetiker zum einen mit einer Kontrollgruppe von Nicht-Diabetikern und zum anderen auch untereinander verglichen, wobei neben dem Vorliegen einer LJM auch die Erkrankungsdauer als Unterscheidungsmerkmal herangezogen wurde.

Methodische Betrachtungen:
Eine Besonderheit des kutanen Gefäßsystems liegt in der Zweiteilung zwischen nutritiven und thermoregulatorischen Aufgaben. Da mittels der Laser-Doppler-Flowmetrie die Funktionalität beider Systeme, mit der transkutanen Oxymetrie jedoch im Wesentlichen die Anteile des nutritiven Systems erfasst werden, ist durch eine Kombination beider Verfahren eine Aussage sowohl über die Reagibilität bzw. Funktionalität des kapillären Gefäßsystems als auch über das Ausmaß eventueller Störungen möglich. Anders ausgedrückt ermöglichen die beiden Verfahren eine Abschätzung von Ursache und Auswirkung. Ausgehend von der Annahme, dass sich die durch einen Diabetes mellitus verursachten Veränderungen (s.o.) in allen Organen abspielen, bietet sich die Haut als Untersuchungsobjekt für nicht-invasive Untersuchungen der Mikrozirkulation an.

Grundsätzliches Problem der Untersuchungen der Hautmikrozirkulation ist, wie schon erwähnt, die große Variabilität der Ruhedurchblutung. Daher sollten Provokationstests eingesetzt werden, um die Reagibilität untersuchen zu können. Für beide in dieser Untersuchung verwendeten Provokationstests konnte ein signifikanter

Anstieg des Flowsignals in allen Gruppen gezeigt werden, was vorherige Befunde bestätigt (z. B. Fagrell 1985, Franzeck et al. 1990, Yvonne-Tee et al. 2005). Auch die Untersuchung der Vasomotion in Ruhe und unter Provokation wird ermöglicht. Interessanterweise lässt sich nach den vorgelegten Daten durch die Wärmeprovokation eine Beeinflussung aller drei Komponenten der Vasomotion (endothelial, sympathisch, myogen) erreichen, wohingegen die suprasystolische Stauung nur eine Steigerung der endothelial bedingten Vasomotion hervorruft. Gleichermaßen konnten auch Rossi et al. (2007) bei Untersuchung der (normalisierten) Vasomotion für die sympathischen und myogenen Frequenzen keinen signifikanten Zuwachs beobachten. Auffallend ist auch, dass unter Wärmeprovokation die endothelial und myogen verursachten Vasomotionen relativ kurzfristig ein Maximum erreichen, die sympathisch bedingte Vasomotion sich jedoch unter anhaltender Provokation noch weiter steigern läßt.

Durch die Verknüpfung beider Provokationstests wird ein Vergleich ermöglicht. Ganz unbestreitbar stellt die Wärmeprovokation einen deutlich stärkeren Reiz dar als die dreiminütige suprasystolische Stauung. So war in der Kontrollgruppe die Antwort auf die Wärmeapplikation ca. 2,9-fach so hoch wie nach Okklusion. Es ist jedoch davon auszugehen, dass es sich bei der Vasodilatation durch Wärme um einen längerfristigen, bei der stauungsbedingten Erweiterung der Gefäße hingegen um einen kurzfristigen Mechanismus handelt, der das Ziel hat, die Folgen der Minderperfusion möglichst schnell zu kompensieren. Dies zeigt sich vor allem im vorgestellten Verhältnis $AUC_{Hyperämie}/AUC_{Stauung}$ [11], welches das Verhältnis von Hyperämie zu Minderversorgung (z. B. O_2-Minderversorgung, Anhäufung von Metaboliten) wiedergibt.

Von Seiten der Vasomotion scheinen hier nach den vorgestellten Daten die Mechanismen des Endothels (d.h. die endothelial bedingte Vasomotion) zur Kompensation auszureichen. Eine weiterer Erklärungsansatz ist methodisch bedingt: Mit der genutzten Methode der Frequenzanalyse wird für eine ausreichende Genauigkeit der Vasomotionsmessung ein relativ langes Intervall benötigt, was zur Folge hat, dass eine initial kurze Verstärkung der gesamten Vasomotion (hier v.a. lokal-sympathischer sowie myogener Anteil) nicht erfasst würde.

Der Mechanismus der lokalen Hyperämie aufgrund von Wärmeapplikation ist bis dato noch nicht eindeutig geklärt. Die in dieser Untersuchung gewonnenen Daten legen

---

[11] AUC: Area under curve (vgl. Tabelle 3.2-8)

jedoch den Schluss nahe, dass, bezogen auf die Vasomotion, alle drei Komponenten eine Rolle für den Effekt zu spielen scheinen: Endothel, Sympathikus und glatte Gefäßmuskulatur.

Unter Berücksichtigung des Hagen-Poisseuilleschen Gesetzes lässt sich durch das Vasomotionsmuster der Anstieg des Flows unter Provokation mit begründen, da ein periodisch bzw. rhythmisch perfundiertes Gefäß aufgrund des Zusammenhanges des Flusses von der vierten Potenz des Radius einen größeren Fluss zulässt als ein (starres) Gefäß mit mittlerem Radius. Dass diese Beziehung auch für die Mikrozirkulation gilt, konnte 1989 von Wilkin gezeigt werden. Nach dieser Hypothese erlaubt eine verstärkte Vasomotion, neben einem zusätzlich noch vergrößerten Gefäßradius, eine Potenzierung des Flusses unter Provokationsbedingungen. Der Unterschied im Anstieg zwischen diesen beiden Provokationstests könnte demnach also zumindest teilweise auf die unterschiedliche Aktivierung der verschiedenen Komponenten der Vasomotion zurückzuführen sein. Auffällig ist in jedem Fall, dass im exakt identischen Messareal eine endogene Provokation (Hypoxie, Metabolitenanstieg) zu einer insgesamt schwächeren Aktivierung führt als eine exogene Beeinflussung (Wärme), und dass sich auch im Vasomotionsmuster unterschiedlich widerspiegelt.

Zusammenfassend lässt sich festhalten, dass beide Provokationstests gut zur Steigerung des Flows geeignet, die Anstiege durch Wärmeapplikation jedoch deutlich höher sind. Darüber hinaus kann die Wärmeprovokation zur Untersuchung der kompletten Vasomotion herangezogen, die suprasystolische Stauung dagegen nur zu Untersuchungen der endothelial bedingten Vasomotion verwendet werden.

Veränderungen der Mikrozirkulation bei Diabetikern

Schon wiederholt konnte gezeigt werden, dass die Anstiege des Laser-Doppler-Signals unter Provokation bei diabetischen Patienten geringer ausgeprägt sind (z. B. Fagrell 1985, Hofirek et al. 2004, Krsek et al. 2002, Schmiedel et al. 2007, Skrha et al. 2001, Tur et al. 1991). Dies konnte in den hier vorgestellten Ergebnissen für die Reaktion auf Wärme bestätigt werden. In der Gruppe der Diabetiker war das Gesamtausmaß des Anstiegs und auch die Reaktionsgeschwindigkeit – gemessen über die initiale Anstiegsgeschwindigkeit – deutlich geringer, wohingegen im PORH-Test keine signifikanten Unterschiede zwischen Kontrolle und Diabetikerkollektiv nachgewiesen werden konnten. Letzteres Ergebnis ist am ehesten auf die große

Diskussion

Varianz in der Gruppe der Diabetiker zurückzuführen. Eine Tendenz zeichnete sich jedoch auch hier schon ab. Gleichzeitig legt die starke Varianz in dieser Gruppe im Vergleich zur Kontrollgruppe das Vorliegen von verschiedenen Untergruppen nahe. In den 1990 von Fagrell (zit. nach Altmeyer et al. 1997) empfohlenen Parametern der zeitlichen Dimension der Hyperämie zeigte sich bei nahezu keinem Gruppenvergleich ein signifikanter Unterschied. Dies scheint insofern nicht besonders verwunderlich, als man bei einem Patienten mit gestörter Mikrozirkulation einen langsameren Anstieg, jedoch auch einen geringeren Maximalanstieg erwarten würde. Durch die geringere Ausprägung des Maximums wird dieses trotz der eingeschränkten Reaktion relativ schnell erreicht, was sich insofern zeigt, dass die Zeit bis zum Erreichen dieses Maximums sich bei den Patienten verglichen mit gesunden Probanden nicht signifikant verändert. Einige Autoren empfehlen daher, die Anstiegsgeschwindigkeit (~Maximum/Zeit zum Maximum) zu untersuchen. Doch auch hier ergibt sich das gleiche Problem: starke langsame Anstiege und schnelles Erreichen eines geringeren Maximums führen hier zu einer starken Schwankungsbreite – schon bei der Kontrollgruppe. Aus diesem Grund scheint die Fläche unter der Kurve ($AUC_{Hyperämie}$), in die sowohl Ausmaß als auch zeitliche Komponenten der Hyperämie mit einfließen, besser zum Vergleich geeignet. Für diese Fläche ließ sich in vorliegender Studie zwischen Kontrollgruppe und Diabetikern kein signifikanter Unterschied nachweisen. Auffällig war jedoch auch hier wieder die starke Varianz in der Gruppe der diabetischen Patienten, die das Vorliegen von Subgruppen nahe legt.

Die suprasystolische Stauung scheint im untersuchten Probandenkollektiv als Stimulus nicht ausreichend zu sein, um einen deutlichen signifikanten Unterschied zwischen den Gruppen zu erzeugen. In Übereinstimmung mit dem oben Genannten könnte hier die Ursache in der Dauer und Höhe der Maximalreaktion liegen. Während die Wärmeprovokation eine lang anhaltende Reaktion induziert, ist die postokklusive reaktive Hyperämie auf einen relativ kurzen Zeitraum von ca. 180-240 s begrenzt. Da im Regelfall auch die Maximalreaktion auf diesen Stimulus deutlich geringer ausfällt als unter Wärmeprovokation, ist davon auszugehen, dass es trotz einer insgesamt eingeschränkten Mikrozirkulationssituation zur ausreichenden, d.h. nicht signifikant niedrigeren Reaktion kommt. Eventuell ist die Wärmeprovokation also besser geeignet, um auch geringgradige Einschränkungen nachzuweisen, während die

PORH gut zum schnellen Nachweis von deutlichen Veränderungen der Mikrozirkulation geeignet ist.

Bezüglich der Hyperämietypen nach Franzeck (1990) zeigte sich eine Verlagerung von den biphasischen Typen A und B hin zum monophasischen Typ C (Zuwachs um 10,6 %) sowie ein geringes Auftreten von Typ D, der durch Fehlen einer adäquaten Hyperämie gekennzeichnet ist (vgl. S. 74).

Obwohl es auch in der Gruppe der Diabetiker unter Wärmeprovokation zur Verstärkung der Vasomotion kommt, läßt sich ein signifikanter Unterschied bezüglich der Höhe im Vergleich zur Kontrollgruppe nur für die myogene Komponente finden. Auffällig ist, dass dieser Unterschied über den gesamten Messzeitraum bestehen bleibt, also nicht ausschließlich von einer verzögerten Reaktion auszugehen ist. In der Phase der PORH war in Bezug auf die Änderung der (endothelial bedingten) Vasomotion kein signifikanter Unterschied nachzuweisen.

Insgesamt ließen sich also Hinweise auf eine gestörte Mikrozirkulation in der Gruppe der Diabetiker finden. Diese waren im PORH-Test für das untersuchte Kollektiv eher tendenziell, nach Wärmeprovokation signifikant ausgeprägt.

Bei Betrachtung der $tcpO_2$-Werte als Marker der nutritiven Mikrozirkulation zeigte sich ein um ca. 15 % niedriger transkutaner Sauerstoffpartialdruck in der Gruppe der Diabetiker. Dieser Unterschied konnte in allen Untergruppen nachgewiesen werden, wobei sich zwischen den einzelnen Gruppen der Diabetespatienten keine signifikanten Unterschiede aufdecken ließen. Trotzdem war auch hier eine Tendenz abzuleiten: Sowohl die Diabetiker mit einer längeren Erkrankungsdauer als auch diejenigen, bei denen eine Limited Joint Mobility vorlag, wiesen niedrigere $tcpO_2$-Werte auf. Interessanterweise waren dabei die absoluten Differenzen zwischen den Kurzzeit- und Langzeitdiabetikern und Nicht-LJM- und LJM-Patienten im Mittel in etwa gleich.

Die Verringerung der $tcpO_2$-Werte bei Diabetikern konnte wiederholt in früheren Studien aufgezeigt werden (Railton et al. 1983, Mayrovitz et Larsen 1996, Zimny et al. 2001). Darüber hinaus zeigten Zimny et al. (2001), dass erniedrigte $tcpO_2$-Werte als Risikofaktor bzw. Prädiktor für die Entwicklung von Spätschäden zu werten sind und leiteten daraus die Empfehlung ab, die Messung des $tcpO_2$ als Screening-Verfahren einzusetzen.

Da Franzeck et al. (1986, zit. nach Altmeyer et al. 1997) keine Abhängigkeit des $tcpO_2$ vom Alter nachweisen konnten, ist das durchschnittlich etwas höhere Alter der

Diabetiker für die dargestellten Untersuchungen als Ursache der erniedrigten $tcpO_2$-Werte eher zu vernachlässigen.

In einer Studie von Le Devehat und Khodabandehlou (1990) wurde jedoch eine Abhängigkeit der $tcpO_2$-Werte von der Stoffwechseleinstellung nachgewiesen. Da in dieser Untersuchung zwischen den Untergruppen diesbezüglich (HbA_{1c}) zum Messzeitpunkt keine Unterschiede nachweisbar waren, könnte das Fehlen von signifikanten Unterschieden zwischen diesen Gruppen bezüglich der $tcpO_2$-Werte am ehesten auf eine ähnliche Stoffwechseleinstellung rückschließen lassen.

Aus den bisher aufgeführten Ergebnissen lässt sich schließen, dass eine längere Erkrankungsdauer oder das Vorliegen einer Limited Joint Mobility noch nicht per se mit einer nachweisbaren Auswirkung einer eingeschränkten Mikrozirkulation, gemessen durch $tcpO_2$, einhergehen. Ein Erklärungsansatz könnte auch darin liegen, dass Mechanismen vorhanden sind, die eine Einschränkung der nutritiven Mikrozirkulation kompensieren, beispielsweise durch Umfunktionieren von Gefäßabschnitten, die ursprünglich im Dienste der Thermoregulation standen.

Die Messung des trankutanen Kohlendioxidpartialdrucks ($tcpCO_2$) ist gegenüber des $tcpO_2$ weniger geeignet, Verminderungen der Hautdurchblutung zu erfassen (Altmeyer et al. 1997), da die arteriovenösen Differenzen für den pCO_2 so gering sind, dass Perfusionsänderungen kaum Einfluss auf den $tcpCO_2$ haben. Dies erklärt, warum in der vorgelegten Untersuchung zwischen den einzelnen Gruppen keine Diskrepanzen nachzuweisen waren. Das Hauptanwendungsgebiet des $tcpCO_2$ scheint weiterhin in der kontinuierlichen intensivmedizinischen oder anästhesiologischen Überwachung von Atemqualität und Säure-Basen-Haushalt zu liegen.

Veränderungen der Mikrozirkulation in Abhängigkeit von der Erkrankungsdauer
Betrachtet man die Diabetiker im Vergleich nach ihrer Erkrankungsdauer, so kristallisiert sich in beiden Provokationstests für eine höhere Erkrankungsdauer eindeutig ein deutlich erniedrigtes Durchblutungsniveau heraus. In beiden Tests liegen die erreichten Werte der Langzeitdiabetiker um ca. 30-40 % niedriger. Ein langjähriger Diabetes mellitus führt also bei im Mittel gleicher Ruheperfusion zu einer ganz eindeutig verschlechterten Gefäßreagibilität unter Provokation, womit das häufigere Auftreten von mikroangiopathischen Spätschäden erklärbar ist. Die

Ursache scheint in den insgesamt schon länger wirkenden biochemischen Prozessen zu liegen, die mit der Hyperglykämie einhergehen (s. o.).
Bei den Diabetikern mit kürzerer Erkrankungsdauer (<10 J.) konnten sowohl unter Hitzeprovokation als auch nach suprasystolischer Stauung deutlich höhere Durchblutungswerte nachgewiesen werden als in der Gruppe der Langzeitdiabetiker. Doch auch bereits unter Ruhebedingungen konnte in dieser Gruppe ein um ca. 20 % höherer Fluss (nicht signifikant) nachgewiesen werden als in der Gruppe mit längerer Krankheitsdauer und in der Kontrollgruppe. Obwohl die Messung des Ruheflusses bisher als ungeeignet für den Nachweis von Veränderungen bezeichnet wurde, konnte in dieser Untersuchung eine signifikante Korrelation der kapillären Ruhedurchblutung mit der Dauer der Erkrankung gezeigt werden. Dies deckt sich mit tierexperimentellen Versuchen, in denen unter Hyperglykämie eine deutliche Hyperperfusion nachgewiesen wurde (Renaudin et al. 1999).
Berücksichtigt man den erhöhten Ruhefluss, so erklärt sich, warum sich die prozentualen Anstiege unter Wärme trotz der signifikant niedrigeren Flusswerte der Langzeitdiabetiker nicht signifikant zwischen den beiden Gruppen unterscheiden, aber dennoch signifikant niedriger liegen als in der Gruppe der Kontrollprobanden.
In der Antwort auf die suprasystolische Stauung ließ sich für die Langzeitdiabetiker ein signifikant niedrigerer Fluss gegenüber der Gruppe der Diabetiker mit der kürzeren Erkrankungsdauer und gegenüber der Kontrollgruppe nachweisen. Auch bezüglich der zuvor genannten $AUC_{Hyperämie}$, in die sowohl die Höhe als auch zeitliche Komponenten der Hyperämie eingehen, ließ sich für die Langzeitdiabetiker eine deutliche Einschränkung der Mikrozirkulation zeigen. Ganz im Gegenteil dazu war die PORH-Antwort der Kurzzeitdiabetiker tendenziell stärker als in der Kontrollgruppe, jedoch aufgrund der ausgeprägten Streuung nicht signifikant.
Darüber hinaus ließ sich in Bezug auf die PORH-Typen nach Franzeck (1990) eine Abhängigkeit von der Erkrankungsdauer zeigen. So war die Zahl der biphasischen Typen bei den Langzeitdiabetikern geringer (-8,1 %) und verteilte sich auf den monophasischen Typ C (+3,3 %) sowie den Typ D (+4,8 %). Im Vergleich zur Kontrollgruppe war die Anzahl der biphasischen Typen um 17 % geringer. Die biphasische Charakteristik ist auf eine zweigeteilte Reaktion der Gefäßmuskulatur zurückzuführen, die bei Gesunden am häufigsten ist, wohingegen die beiden anderen Typen v.a. bei pathologischen Zuständen nachgewiesen werden konnten (Franzeck et al. 1990; s.a. S. 72).

Prinzipiell wäre davon auszugehen, dass ein höherer Blutdruck auch eine verstärkte mikrovaskuläre Durchblutung zur Folge hat. In der untersuchten Gruppe war kein Unterschied in Bezug auf die Blutdruckeinstellung in Abhängigkeit von der Erkrankungsdauer nachzuweisen. Die veränderte Mikrozirkulation war unabhängig vom Blutdruck.

Darüber hinaus scheint die Anstiegsgeschwindigkeit und damit die Reaktionsgeschwindigkeit auf den Stimulus Wärme gut geeignet zu sein, um zwischen Kurz- und Langzeitdiabetikern zu diskriminieren. Dies gilt sowohl für die maximal erreichte Geschwindigkeit als auch für die gesamte initiale Durchblutungszunahme und könnte unter anderem auf eine eingeschränkte oder verlangsamte Relaxationsfähigkeit zurückzuführen sein.

Als Erklärungsansatz für die beobachteten Ergebnisse könnte die von Tooke (1996) geprägte hämodynamische Hypothese zur Pathogenese von diabetischen Mikroangiopathien dienen, nach der es zur hyperglykämiebedingten Hyperperfusion (vgl. die Ergebnisse der Kurzzeitdiabetiker) und als deren Folge zur mikrovaskulären Sklerosierung kommt. Als eine Ursache der Hyperperfusion konnte eine eingeschränkte Fähigkeit zur Vasokonstriktion als Schutz nachgewiesen werden (Wiernsperger 2001), so dass zu Beginn der Erkrankung dies, im weiteren Verlauf die gestörte Vasodilatation im Vordergrund zu stehen scheint. Dies sollte sich auch in entsprechenden Einschränkungen der Reagibilität des Gefäßsystems mit geringerer Antwort auf Stimulationsreize zeigen. Entsprechende Ergebnisse konnten für die Gruppe der Langzeitdiabetiker nachgewiesen werden. Damit wäre darüber hinaus ein Einfluss auf die Vasomotion zu erwarten, die im Folgenden genauer betrachtet werden soll.

Bezüglich des Vasomotionsmusters sind in Ruhe keine eindeutigen Unterschiede zwischen Kurz- und Langzeitdiabetikern erkennbar, was sich im Grunde genommen mit den wiederholt beschriebenen Ergebnissen (Wilkin 1986, Bollinger et al. 1991, Altmeyer et al. 1997) deckt, dass v.a. die Induktion durch einen Provokationstest zur Rhythmisierung und damit zu einer deutlich veränderten Vasomotion führt. Dennoch ergibt sich in der Korrelation zwischen Erkrankungsdauer und spektraler Leistungsdichte der Vasomotion ein signifikanter Zusammenhang sowohl für die lokal sympathische als auch für die myogen verursachte Gefäßbewegung in Ruhe.

Im Vergleich der Diabetespatienten nach Erkrankungsdauer war eine signifikant stärkere Vasomotion unter Wärmeprovokation für die Frequenzen von 3,6-12 cpm, die dem durch die Gefäßmuskulatur verursachten Frequenzmuster entsprechen, nachweisbar. Während der postokklusiven Hyperämie dagegen unterschieden sich die Gruppen am ehesten aufgrund der endothelialen Komponente der Vasomotion.

Nach der hämodynamischen Hypothese der Pathogenese diabetischer Mikroangiopathien (Tooke 1996, Parving et al. 1983) ist die mikrovaskuläre Sklerosierung ein entscheidender Schritt auf dem Weg zum Verlust der Autoregulation. Diese scheint sich in der Vasomotion ganz entscheidend widerzuspiegeln. Deutlich erkennbar ist dies v. a. in Abbildung 3.2-24. Mit steigender Erkrankungsdauer nimmt die Vasomotion nach Provokation deutlich ab, was sich daneben auch in der Gesamtantwort auf die Provokation widerspiegelt.

Lässt man die rein lokal bedingte Reaktion auf den Wärmestimulus außen vor, so ergibt sich noch ein weiterer Erklärungsansatz für die Einschränkung der Reaktion auf Wärme: bei lokaler Wärmeapplikation wird über neuronale Mechanismen eine Vasodilatation speziell der arterio-venösen Shunts in den Akren induziert *(Hales et al. 1975, Hales et Iriki 1977)*. Da auch das Nervensystem häufig durch einen Diabetes mellitus betroffen ist, könnte ein gewisser Teil der verringerten Vasomotion bzw. Reagibilität des Gefäßsystems in der Gruppe der Patienten mit der längeren Erkrankungsdauer über eine Schädigung dieses Mechanismus erklärt werden. Indirekt ergibt sich also aus einer verringerten Reaktion auf Wärmeprovokation der Hinweis auf eine Neuropathie.

Zusammenfassend lässt sich also eine deutliche Einschränkung der Mikrozirkulation bei längerer Erkrankungsdauer zeigen. Dies deckt sich einerseits mit dem häufigeren Auftreten von mikroangiopathischen Spätschäden bei längerer Erkrankungsdauer und lässt sich andererseits mit der Hypothese zur Entstehung von diabetischen Spätschäden in Einklang bringen, da für Kurzzeitdiabetiker die Tendenz zur Hyperperfusion gezeigt werden konnte. Darüber hinaus ließ sich nachweisen, dass auch das Vasomotionsmuster sich in Abhängigkeit von der Erkrankungsdauer ändert.

Veränderungen der Mikrozirkulation in Abhängigkeit vom Vorliegen einer Limited Joint Mobility

In mehreren Studien (Amin et al. 2005, Arkkila et al. 1994, Beacom et al. 1985, Bergaoui et al. 1991, Ficicioglu et al. 1996, Garg et al. 1992, Gertner et al. 1990, Jennings et al. 1989, Lawson et al. 1983, Lindsay et al. 2005, Madacsy et al. 1986, Pal et al. 1986, Rosenbloom et al. 1981, Rosenbloom et al. 1984, u.a.) wurde bereits ein Zusammenhang zwischen dem Vorliegen einer Limited Joint Mobility bei Diabetikern und dem häufigeren Auftreten von mikrovaskulären Erkrankungen gezeigt. Die Angabe der Häufigkeit der Limited Joint Mobility schwankt dabei zwischen den einzelnen Studien. Es werden Prävalenzen von 26 % (Garg et al. 1992) bis 54 % (Lu et al. 1993) angegeben, insgesamt wurde jedoch ein Rückgang der Limited Joint Mobility verzeichnet (Infante et al. 2001, Lindsay et al. 2005). Bei 35 % der untersuchten Diabetiker konnte in dieser Untersuchung der Hinweis auf das Vorliegen einer Limited Joint Mobility erbracht werden, womit sich die Häufigkeit im Mittel der bisher beschriebenen Häufigkeiten befindet. Die Patienten mit und ohne Vorliegen einer LJM unterschieden sich nicht signifikant bezüglich der Blutzucker-Einstellung (HbA1c). Auch ein Zusammenhang zwischen der Erkrankungsdauer des Diabetes mellitus und einer LJM konnte nicht nachgewiesen werden. In diesem Kontext fällt auf, dass insgesamt die Ergebnisse bezüglich einer Assoziation der LJM zu Stoffwechseleinstellung und Erkrankungsdauer sehr diskrepant sind. So beschreiben einige Autoren eine Abhängigkeit von der Stoffwechseleinstellung (Arkkila et al. 1997, Garg et al. 1992, Petrulewicz-Salamon 2006, Schulte et al. 1993, Silverstein et al. 1998, Starkman et Brink 1982, Vukovic et al. 1996), während andere diesen Zusammenhang nicht nachweisen konnten (Amin et al. 2005, Frost et Beischer 2001, Gamstedt et al. 1993, Kakourou et al. 1994, Lu et al. 1993, Pal et al. 1986 Rosenbloom 1990, Tubiana-Rufi et al. 1991). Gleiches gilt analog für die Assoziation zur Erkrankungsdauer. Einige Arbeitsgruppen fanden hier einen Zusammenhang zum Auftreten einer LJM (Beacom et al. 1985, Brik et al. 1991, Costello et al. 1984, Ducic et al. 1989, Frost et Beischer 2001, Gamstedt et al. 1993, Kakourou et al. 1994, Lawson et al. 1983, Lindsay et al. 2005, Madacsy et al. 1986, Schulte et al. 1993, Petrulewicz-Salamon 2006, Starkman et Brink 1982, u.a.), während andere diesen Zusammenhang verneinen (Montana et al. 1995, Rosenbloom 1984, Rosenbloom 1990). In der vorgestellten Untersuchung konnte weder ein Zusammenhang mit der Stoffwechseleinstellung noch mit der Erkrankungsdauer nachgewiesen werden.

Typischerweise beginnt das Syndrom der Limited Joint Mobility mit einer Bewegungseinschränkung der Fingergrundgelenke, die sich von ulnarwärts nach radial ausbreitet (Rosenbloom 1990). Daneben können auch größere Gelenke betroffen sein. Bei Untersuchung der Bewegungseinschränkung der Handgelenke der Patienten konnte in der vorgestellten Untersuchung ein hochsignifikanter

Zusammenhang sowohl inzwischen Flexion als auch Extension im Handgelenk und dem Vorliegen einer Limited Joint Mobility gezeigt werden, wobei die Erkrankungsdauer keinen Einfluss auf die Bewegungsumfänge zu haben scheint.

In der Laser-Doppler-Flowmetrie zeigte sich ein signifikanter Unterschied zwischen Diabetikern ohne LJM und der Kontrollgruppe in der Antwort auf die Wärmeprovokation nur in der Steigung des initialen Anstiegs sowie in der prozentualen Änderung der Ruhedurchblutung zur Maximaldurchblutung. Als Antwort auf die suprasystolische Stauung waren keine Unterschiede zwischen den beiden Gruppen nachweisbar. Für die Gruppe der LJM-Patienten konnte dagegen bezogen auf die Kontrollgruppe eine deutliche Einschränkung der Mikrozirkulation gezeigt werden, die sich sowohl in der Gesamtreaktion als auch in der Reaktionsgeschwindigkeit nachweisen ließ. Auch nach suprasystolischer Stauung war die Reaktion der LJM-Patienten deutlich niedriger als in der Kontrollgruppe und in der Gruppe der Nicht-LJM-Patienten. Die Hyperämiephase ($AUC_{Hyperämie}$) war darüber hinaus deutlich geringer ausgeprägt als in den beiden anderen Gruppen.

Die Vasomotion der LJM-Diabetiker war deutlich eingeschränkt verglichen mit der Kontrollgruppe. Dies zeigte sich nach Wärmeprovokation für alle Frequenzbänder, in der PORH war für die endotheliale Komponente der Vasomotion ebenfalls ein signifikanter Unterschied nachzuweisen. Lediglich in Bezug auf die von der Gefäßmuskulatur verursachte Vasomotion ließ sich kein (signifikanter) Unterschied sondern lediglich eine Tendenz zwischen LJM- und Nicht-LJM-Patienten nachweisen, ansonsten war auch hier durch Provokationen eine deutliche niedrigere Vasomotion in der LJM-Gruppe auslösbar.

Zusammenfassend lässt sich also feststellen, dass die Gruppe der LJM-Patienten über eine geringere mikrozirkulatorische Reaktivität nach Durchführung von Provokationstest der Hautdurchblutung verfügte. Lediglich in Bezug auf die Auswirkung dieses Umstands, gemessen durch den transkutanen Sauerstoffpartialdruck, zeigten sich keine signifikanten Unterschiede. Eine Tendenz war jedoch auch hier erkennbar.

Die Genese der LJM ist nicht abschließend geklärt. Silverstein et al. (1985) konnten eine Korrelation zwischen Dicke der Balsamembran in der Niere und der Schwere einer LJM nachweisen und leiteten so den Zusammenhang mit mikrovaskulären Ursachen für eine LJM her. Eine Assoziation mit einer Veränderung des

Bindegewebes konnte von Schnapf et al. (1984) gezeigt werden. Diese Arbeitsgruppe fand auch eine Veränderung der Lungenvolumina sowie eine verminderte Lungencompliance. Eine Veränderung von Synthese oder Abbau von Typ I- und Typ III-Kollagen bei LJM-Patienten im Vergleich zu Diabetikern ohne LJM konnte jedoch nicht aufgezeigt werden (Arkkila et al. 2003). Histologisch stellten sich jedoch diffuse Veränderungen des Bindegewebes bei LJM-Patienten dar (Bergaoui et al. 1991). Daneben wurde bei Patienten mit LJM ein verminderter Anteil von Hyaluronan in der Papillaris sowie fast ein kompletter Verlust dieser Substanz in der Basalmembran nachgewiesen (Bertheim et al. 2002). Auch Ducic et al. (1989) fanden einen Zusammenhang zwischen Veränderungen von Lungenparametern und dem Vorliegen einer LJM und erklärten dies mit Bindegewebsveränderungen, die als Folge einer erhöhten Glykosilierung von Kollagen zu werten sind. Über die erhöhte Glykosilierung könnte eine gemeinsame Ursache von Entstehung einer LJM sowie Einschränkungen der Mikrozirkulation abgeleitet werden. Dies würde auch die häufig gezeigte Abhängigkeit einer LJM von der Stoffwechseleinstellung erklären. Allerdings konnte (in Unterarm-Biopsien) bei LJM-Patienten bisher kein erhöhter Anteil an glykosiliertem Kollagen bzw. Maillard-Reaktionsprodukten (weiterer Hinweis auf eine nichtenzymatische Glykosilierung) nachgewiesen werden (Lyons et Kennedy 1985, McCance et al. 1993).

Als Ursache der Limited Joint Mobility nennt auch der Erstbeschreiber des Syndroms die Ablagerung von AGE im Bindegewebe (Rosenbloom et Silverstein 1996). Wenngleich sich zwischen den Diabetikern mit und ohne Nachweis einer LJM in dieser Untersuchung kein Unterschied in Bezug auf die Stoffwechseleinstellung (HbA1c) nachweisen ließ, so gibt dieser Wert nur einen kurzen zeitlichen Ausschnitt wieder, schließt jedoch nicht das Vorliegen einer schlechteren Stoffwechseleinstellung über einen eventuell länger zurückliegenden Zeitraum aus.

Insgesamt zeigte sich in dieser Untersuchung für die Gruppe der LJM-Patienten eine ähnliche Ausprägung von Mikrozirkulationsstörungen wie in der Gruppe der Langzeitdiabetiker, ohne dass ein direkter Zusammenhang zwischen diesen beiden Merkmalen nachgewiesen werden konnte. Die Hypothese, dass die erhöhte Ablagerung von AGE im Bindegewebe und in den Gefäßen eine Ursache für die Entwicklung einer LJM darstellt, könnte die in dieser Untersuchung gefunden Ergebnisse erklären. Dies deckt sich auch mit den Basalmembranveränderungen und dem häufigeren Auftreten von diabetischen Spätschäden (Silverstein et al. 1985).

Die Verbreiterung der Basalmembran ist nach Hammes (2000) auf die Bildung von Quervernetzungen als Folge von AGE-Bildung zu werten. Die Arbeitsgruppe von Silverstein zeigte auch, dass die Stoffwechselkontrolle nach Erstdiagnose eines Diabetes mellitus in direktem Zusammenhang mit der Entwicklung einer LJM steht (Silverstein et al. 1998). Auch dies stellt wieder einen Hinweis auf eine AGE-induzierte Pathogenese der LJM dar.

Eine weitere Ursache für Veränderungen der Basalmembran ist in einer vermehrten Aktivierung des Aldose-Reduktase-Weges zu sehen (vgl. Kap. 1.4-3). Auch dieses würde wieder für eine von der Stoffwechseleinstellung abhängige Genese sprechen.

Eine grundlegende Ursache der Mikrozirkulationsveränderungen bei Diabetikern liegt in jedem Fall in einer erhöhten Steifigkeit der Kapillaren, die sich in einer geringeren Vasodilatation sowie Vasomotion auf Stimulationsreize zeigt. Die Ursache scheint in der Stoffwechseleinstellung zu liegen, so dass sich Veränderungen sowohl nach langjähriger Erkrankungsdauer als auch bei schlechter Stoffwechseleinstellung finden lassen, wobei letztere nach der gefundenen Literatur mit einem erhöhten Risiko für die Entwicklung einer LJM einhergehen, was auf eventuell gemeinsame Ursachen zurückschließen lässt.

Zusammenfassend lässt sich als Ergebnis dieser Untersuchung festhalten, dass die Mikrozirkulation von Diabetikern beeinträchtigt ist und dass sich dieser Umstand mit Hilfe der Messung von LDF und $tcpO_2$ nachweisen lässt. Hierbei ergibt sich v.a. für die in der LDF gefundenen Daten ein Zusammenhang mit der Erkrankungsdauer. Die Veränderungen, die sich bei Vorliegen einer LJM nachweisen ließen, waren denjenigen der Langzeitdiabetiker vergleichbar. Daraus lässt sich aus dieser Untersuchung zum einen ableiten, dass sich beim Vorliegen einer LJM eindeutige Veränderungen der Mikrozirkulation ableiten lassen und es ergibt sich darüber hinaus die Hypothese, dass die Veränderungen, die sich als Folge einer langjährigen Erkrankungsdauer manifestieren, auch in deutlich kürzerer Zeit als Mikrozirkulationsstörungen nachgewiesen werden können und in diesem Fall häufiger in Zusammenhang mit der Entwicklung einer LJM stehen.

Limitationen der Untersuchung

Ein Problem der Laser-Doppler-Flowmetrie liegt in der relativ großen intra- und interindividuellen Variabilität, wobei für die in dieser Untersuchung verwendeten

Diskussion

Parameter bislang eine akzeptable Reliabilität gezeigt werden konnte (s.o.). Nichtsdestotrotz konnte ein Teil der Ergebnisse aufgrund der großen Varianz nicht als signifikant eingestuft werden, während sich eine „optisch sichtbare" Tendenz eindeutig ableiten ließ. Eventuell hätte hier eine größere Stichprobe noch eindeutigere Ergebnisse gebracht. Unter Umständen ergäben sich dann auch bezüglich der Messung des transkutanen Sauerstoffpartialdrucks als Marker der nutritiven Versorgung signifikante Unterschiede zwischen den einzelnen Untergruppen.

Die Stichprobengröße hatte auch zur Folge, dass eine weitere Unterteilung in Untergruppen (z. B. Langzeitdiabetiker mit LJM vs. Langzeitdiabetiker ohne LJM) nicht vorgenommen werden konnte, da diese Untergruppen dann deutlich zu klein gewesen wären, um valide Schlüsse aus den Ergebnissen ableiten zu können. Die gleichen Untersuchungen sollten daher bei Verwendung einer größeren Stichprobe noch genauere Rückschlüsse zulassen. In diesem Rahmen wäre dann auch eine nach Altersgruppen sowie nach Ätiologie der Erkrankung geordnete Aussage möglich und wünschenswert.

5 Zusammenfassung

Typische Spätfolgen des Diabetes mellitus betreffen insbesondere Störungen der Mikrozirkulation. Daneben ist die sogenannte Limited Joint Mobility (LJM) als Einschränkung der Gelenkbeweglichkeit eher unbekannt, stellt jedoch häufig eine der ersten Manifestationen von Spätschäden dar. In epidemiologischen Untersuchungen wurde die LJM mit einer erhöhten Wahrscheinlichkeit für das Auftreten von Mikrozirkulationsstörungen in Zusammenhang gebracht. In der vorliegenden Arbeit wurde die kutane Mikrozirkulation mittels Laser-Doppler-Flowmetrie (LDF) und transkutaner Messung des Sauerstoffpartialdrucks (tcpO$_2$) untersucht. Basierend auf dem Hagen-Poiseuilleschen-Gesetz kommt als mögliche Ursache einer gestörten Mikrozirkulation ein verändertes Vasomotionsmuster in Betracht. Mit Hilfe einer Fast-Fourier-Transformation des Laser-Doppler-Signals konnten endotheliale, sympathikogene und myogene Anteile der Vasomotion (rhythmische Änderungen des Gefäßdiameters) genauer betrachtet werden.

Aufgrund der starken lokalen Schwankungen der kutanen Mikrozirkulation wurden zur Standardisierung der Laser-Doppler-Flowmetrie zwei Provokationsmanöver eingesetzt: die suprasystolische Stauung und eine Wärmeprovokation (44 °C). Beide Stimulationsreize erwiesen sich als geeignet, eine Hyperämie und eine Veränderung der Vasomotion zu induzieren. Grundsätzlich konnte gezeigt werden, dass die suprasystolische Stauung nicht zu signifikanten Veränderungen in Bezug auf die sympathisch bedingte oder myogene Vasomotion führt, wohingegen die Wärmeprovokation zur Steigerung der Vasomotion in Bezug auf alle drei untersuchten Frequenzbänder geeignet zu sein scheint.

Untersucht wurden 20 Patienten mit einem Diabetes mellitus Typ 1 und 21 Patienten mit einem Diabetes mellitus Typ 2, sowie ein Kontrollkollektiv von 19 Personen. Als Unterscheidungsmerkmale dienten das Vorliegen eines Diabetes mellitus, die Erkrankungsdauer (<10 Jahre vs. ≥ 10 Jahre) sowie das Vorliegen einer LJM. Bei 48 % der Diabetiker lag die Erkrankungsdauer unter 10 Jahren, eine LJM fand sich bei 35 % aller Diabetiker. Zwischen diesen beiden Merkmalen konnte kein Zusammenhang nachgewiesen werden.

Nach Wärmeprovokation zeigte die Gesamtgruppe der Diabetiker in der Laser-Doppler-Flowmetrie einen geringeren Anstieg der Durchblutung verglichen mit der Kontrollgruppe, darüber hinaus war dieser Anstieg langsamer. Ohne weitere

Unterteilung ließ sich für die Gesamtgruppe der Diabetiker keine signifikant gestörte Vasomotion nachweisen. In Bezug auf den transkutanen Sauerstoffpartialdruck als Marker der nutritiven Mikrozirkulation wurde ebenfalls eine signifikante Reduktion für Diabetiker verglichen mit der Kontrollgruppe nachgewiesen.

Legte man die Erkrankungsdauer als Unterscheidungskriterium zugrunde, so ließ sich für Patienten mit einer Erkrankungsdauer über zehn Jahre eine signifikant niedrigere Maximalreaktion nach beiden Provokationstests belegen. Nach Wärmeapplikation konnte für diese Gruppe zusätzlich eine langsamere Reaktionsgeschwindigkeit gezeigt werden. Das Vasomotionsmuster unterschied sich ebenfalls signifikant abhängig von der Erkrankungsdauer, wohingegen sich in Bezug auf den transkutanen Sauerstoffpartialdruck nur tendenzielle Unterschiede fanden. Im Vergleich zur Gruppe der Nicht-Diabetiker konnten wesentliche Unterschiede nur für Langzeit-Diabetiker, nicht jedoch für die Gruppe der Patienten mit der kürzeren Erkrankungsdauer nachgewiesen werden.

Bei Diabetikern mit einer LJM waren eine geringere Maximalreaktion sowie ein verändertes Vasomotionsmuster im Rahmen der Hyperämie unter Wärmeprovokation ebenso wie nach einer dreiminütigen suprasystolischen Stauung im Vergleich zu den Nicht-LJM-Patienten nachweisbar. Signifikante Unterschiede bezüglich des transkutanen Sauerstoffpartialdrucks konnten nicht gezeigt werden. Tendenziell waren jedoch die Sauerstoffpartialdrücke der Diabetiker mit LJM niedriger. Während sich im Vergleich der Nicht-LJM-Diabetiker mit der Kontrollgruppe nur geringfügige Unterschiede nachweisen ließen, zeigte sich für die LJM-Patienten im Unterschied zur Gruppe der Nicht-Diabetiker bei Betrachtung der Maximalreaktionen, der Anstiegsgeschwindigkeiten sowie des Vasomotionsmusters eine signifikant veränderte Hautdurchblutung.

Zusammenfassend konnte eine signifikante Beeinträchtigung der Mikrozirkulation sowohl für eine längere Erkrankungsdauer als auch für das Vorliegen einer Limited Joint Mobility nachgewiesen werden, wobei die Vasomotion v.a. bei Patienten mit LJM gestört ist. Das Vorliegen einer Limited Joint Mobility scheint direkt mit Störungen der Mikrozirkulation assoziiert zu sein.

6 Synopsis

Diabetes mellitus is typically associated with several long-term sequelae concerning the microcirculation. Limited joint mobility (ljm) is a rather unknown complication even though it is common and usually appears at an early stage of the disease. In epidemiological studies ljm was shown to be associated with an increased risk of impaired microcirculation. In the presented study the cutaneous microcirculation was examined by laser-doppler-flowmetry (LDF) and transcutaneous oxygen pressure measurement (tcpO$_2$). Based on the Hagen-Poiseuille equation modified vasomotion patterns are likely to influence the microcirculation. After fast Fourier transform of the laser-doppler-signal we were able to measure the vasomotion (rhythmic changes of the vessel diameter) more precisely in order to distinguish and characterize its endothelial, sympathic and myogenic components.

As the cutaneous microcirculation shows extreme local variations we used two particular provocation tests to standardize measurements: suprasystolic occlusion and application of heat (44 °C). We were able to show that suprasystolic occlusion did not lead to any significant changes of sympathic or myogenic vasomotion, whereas application of heat provoked changes in all of the three frequency bands.

We studied 20 patients with diabetes mellitus type 1, 21 patients with diabetes type 2 and 19 probands without diabetes. The main criteria for the different analysis were the existence of diabetes mellitus, the duration of illness (< 10 years vs. ≥ 10 years) and the presence of ljm.

In 48 % of the diabetic patients the duration of illness was shorter than 10 years. Ljm was present in 35 % of all diabetic patients. There was no significant relation between those characteristics.

After heat provocation diabetic patients showed a less intense increase of LDF-signal than non-diabetic patients. Furthermore the velocity of the increase was reduced in those patients. A comparison of all diabetic patients with non diabetics failed to show significant differences in vasomotion. TcpO$_2$ as a crucial parameter of nutritional microcirculation was reduced in diabetics.

Patients with long-term diabetes mellitus showed an impaired response to both provocations compared to patients with short-time diabetes and a slower increase after heat application. Additionally significant differences concerning the vasomotion patterns were recognized. The tcpO$_2$ measurements revealed only a tendency to lower values in the long-term diabetics. Interestingly, comparing them to non-diabetics, significant differences could only be verified for long-term diabetics but not for patients with a shorter duration of the disease.

In patients with ljm we were able to find lower maximum reactions after provocation as well as altered vasomotion patterns compared to non-ljm-patients. The presence of ljm was not associated with significant differences concerning the $tcpO_2$, even though patients with ljm tended to have lower $tcpO_2$-values. Surprisingly non-ljm patients showed only minor deviations compared to the non-diabetic patients. In contrast we were able to find a significantly altered cutanous microcirculation in patients with ljm compared to non-diabetics regarding maximum reaction after provocation, velocity of increase as well as vasomotion patterns.

In summary a significant impairment of microcirculation was shown for long-term diabetics as well as for ljm-patients, whereas vasomotion patterns are mainly altered in the latter. Interestingly the syndrome of LJM seems to be directly associated with an impaired microcirculation.

7 Literaturverzeichnis

The effect of intensive treatment of diabetes on the development and progression of long-term complications in insulin-dependent diabetes mellitus. The Diabetes Control and Complications Trial Research Group. *N Engl J Med* 329 (14): 977-86, 1993.

Alexander K.Verknüpfung von Funktion und Struktur des Kreislaufsorgans beim Gesunden und Kranken. In: Alexander K, Hrsg. Gefäßkrankheiten. Innere Medizin der Gegenwart.Aufl. München: Urban und Schwarzenberg, 3-15, 1993.

Altmeyer P, Hoffmann K, Stücker M. Kutane Mikrozirkulation. in. Berlin, Heidelberg: Springer-Verlag, 1997.

Amin R, Bahu TK, Widmer B, Dalton RN, Dunger DB. Longitudinal relation between limited joint mobility, height, insulin-like growth factor 1 levels, and risk of developing microalbuminuria: the Oxford Regional Prospective Study. *Arch Dis Child* 90 (10): 1039-44, 2005.

Arkkila PE, Kantola IM, Viikari JS. Limited joint mobility in non-insulin-dependent diabetic (NIDDM) patients: correlation to control of diabetes, atherosclerotic vascular disease, and other diabetic complications. *J Diabetes Complications* 11 (4): 208-17, 1997.

Arkkila PE, Kantola IM, Viikari JS. Limited joint mobility in type 1 diabetic patients: correlation to other diabetic complications. *J Intern Med* 236 (2): 215-23, 1994.

Arkkila PE, Koskinen PJ, Kantola IM, Ronnemaa T, Seppanen E, Viikari JS. Biochemical markers of types I and III collagen and limited joint mobility in type 1 diabetic patients. *Acta Diabetol* 40 (4): 151-5, 2003.

Bakken B. LD-Theory. In: LDTheory.pps: Perimed, 1998.

Ballantyne J, Hooper G. The hand and diabetes. *Current Orthopaedics* 18: 118-125, 2004.

Baumbach P. Understanding pO2 and pCO2 measurements. in. 1 ed. Kopenhagen: Radiometer A/S, 1986.

Beacom R, Gillespie EL, Middleton D, Sawhney B, Kennedy L. Limited joint mobility in insulin-dependent diabetes: relationship to retinopathy, peripheral nerve function and HLA status. *Q J Med* 56 (219): 337-44, 1985.

Bergaoui N, Dibej K, el May M. [Association of cheiroarthropathy and Dupuytren's disease in diabetes mellitus]. *Rev Rhum Mal Osteoartic* 58 (3): 179-81, 1991.

Berliner MN, Maurer AI. Effect of different methods of thermotherapy on skin microcirculation. *Am J Phys Med Rehabil* 83 (4): 292-7, 2004.

Bertheim U, Engstrom-Laurent A, Hofer PA, Hallgren P, Asplund J, Hellstrom S. Loss of hyaluronan in the basement membrane zone of the skin correlates to the degree of stiff hands in diabetic patients. *Acta Derm Venereol* 82 (5): 329-34, 2002.

Bircher A, de Boer EM, Agner T, Wahlberg JE, Serup J. Guidelines for measurement of cutaneous blood flow by laser Doppler flowmetry. A report from the Standardization Group of the European Society of Contact Dermatitis. *Contact Dermatitis* 30 (2): 65-72, 1994.

Bollinger A, Hoffmann U, Franzeck UK. Evaluation of flux motion in man by the laser Doppler technique. *Blood Vessels* 28 Suppl 1: 21-6, 1991.

Bretzel RG.Sozioökonomische Aspekte des Diabetes mellitus und seiner Folgeschäden. In: Bretzel RG, Hrsg. Diabetes mellitus - Prävention und diabetischer Folgeerkrankungen. 1. Aufl. Bremen: Uni Med Science, 199-213, 2000.

Brik R, Berant M, Vardi P. The scleroderma-like syndrome of insulin-dependent diabetes mellitus. *Diabetes Metab Rev* 7 (2): 120-8, 1991.

Carpentier P, Franco A.Atlas der KapillaroskopieAufl.: Deutsche Abbott GmbH, 12-17, 1983.

Costello PB, Tambar PK, Green FA. The prevalence and possible prognostic importance of arthropathy in childhood diabetes. *J Rheumatol* 11 (1): 62-5, 1984.

Creutzig A.Laser-Doppler-Fluxmetrie. In: Alexander K, Hrsg. Gefäßkrankheiten. Innere Medizin der Gegenwart. 1. Aufl. München: Urban und Schwarzenberg, 261-264, 1993a.

Creutzig A.Transkutane Sauerstoffdruckmessung. In: Alexander K, Hrsg. Gefäßkrankheiten. Innere Medizin der Gegenwart. 1. Aufl. München: Urban und Schwarzenberg, 257-260, 1993b.

Creutzig A, Caspary L. [Microcirculation disorders of the skin]. *Internist (Berl)* 35 (6): 546-56, 1994.

Creutzig A, Caspary L, Alexander K. [Transcutaneous oxygen measurement and laser Doppler flowmetry in patients with arterial occlusive disease, chronic venous insufficiency and a combination of both diseases]. *Vasa Suppl* 20: 314-6, 1987.

Diehl JM, Arbinger R. Einführung in die Inferenzstatistik. in. 2 ed. Frankfurt am Main: Verlag Dietmar Klotz, 1992.

Diehl JM, Staufenbiel T. Statistik mit SPSS. in. 1 ed. Frankfurt am Main: Verlag Dietmar Klotz, 2001.

Ducic V, Babovic-Vuksanovic D, Grujic E, Arifhodzic N, Dinarevic S. [Changes in the small joints, skin and lungs in children and adolescents with insulin-dependent diabetes]. *Med Arh* 43 (1): 3-7, 1989.

Fagrell B. Dynamics of skin microcirculation in humans. *J Cardiovasc Pharmacol* 7 Suppl 3: S53-8, 1985.

Fagrell B.Microcirculation of the skin. In: Mortillaro N, Hrsg. The physiology and pharmacology of the microcirculation. Vol. 2Aufl.: Academic Press Inc., 133-180, 1984.

Fassbender WJ.Knochen-, Bindegewebs- und Gelenkbeteiligung bei Diabetes mellitus. In: Bretzel RG, Hrsg. Diabetes mellitus - Prävention und diabetischer Folgeerkrankungen. 1. Aufl. Bremen: Uni Med Science, 125-131, 2000.

Ficicioglu C, Kiziltan M, Aydin A, Baslo P. Relation between limited joint mobility and peripheral nerve function in diabetic children. *Turk J Pediatr* 38 (4): 431-7, 1996.

Franzeck UK, Stengele B, Panradl U, Wahl P, Tillmanns H. Cutaneous reactive hyperemia in short-term and long-term type I diabetes--continuous monitoring by a combined laser Doppler and transcutaneous oxygen probe. *Vasa* 19 (1): 8-15, 1990.

Fritsch P.Haut. In: Drenckhahn D, Zenker W, Hrsg. A. Benninghoff: Makroskopische Anatomie, Embryologie und Histologie des Menschen. Vol. 2. 15. Aufl. München: Urban und Schwarzenberg, 793-811, 1994.

Frost D, Beischer W. Limited joint mobility in type 1 diabetic patients: associations with microangiopathy and subclinical macroangiopathy are different in men and women. *Diabetes Care* 24 (1): 95-9, 2001.

Gamstedt A, Holm-Glad J, Ohlson CG, Sundstrom M. Hand abnormalities are strongly associated with the duration of diabetes mellitus. *J Intern Med* 234 (2): 189-93, 1993.

Garg SK, Chase HP, Marshall G, Jackson WE, Holmes D, Hoops S, Harris S. Limited joint mobility in subjects with insulin dependent diabetes mellitus: relationship with eye and kidney complications. *Arch Dis Child* 67 (1): 96-9, 1992.

Gertner E, Sukenik S, Gladman DD, Hanna W, Lee P, Bombardier C, Hanna AK. HLA antigens and nailfold capillary microscopy studies in patients with insulin dependent and noninsulin dependent diabetes mellitus and limited joint mobility. *J Rheumatol* 17 (10): 1375-9, 1990.

Golenhofen K.Haut. In: von Brauereisen E, Hrsg. Physiologie des KreislaufsAufl. Berlin: Springer-Verlag, 347-384, 1971.

Hales JR, Fawcett AA, Bennett JW. Differential influences of CNS and superficial body temperatures on the partition of cutaneous blood flow between capillaries and arteriovenous anastomoses (AVA's). *Pflugers Arch* 361 (1): 105-6, 1975.

Hales JR, Iriki M. Differential thermal influences on skin blood flow through capillaries and arteriovenous anastomoses, and on sympathetic activity. *Bibl Anat* 16 (16 Pt 2): 189-91, 1977.

Hammes H-P.Ätiologie und Pathogenese der diabetischen Mikroangiopathie In: Bretzel RG, Hrsg. Diabetes mellitus - Prävention und diabetischer Folgeerkrankungen. 1. Aufl. Bremen: Uni Med Science, 13-22, 2000.

Hofirek I, Sochor O, Olovsky J. [Assessment of changes in peripheral microcirculation in type I diabetics with laser doppler flowmetry]. *Vnitr Lek* 50 (11): 836-41, 2004.

Infante JR, Rosenbloom AL, Silverstein JH, Garzarella L, Pollock BH. Changes in frequency and severity of limited joint mobility in children with type 1 diabetes mellitus between 1976-78 and 1998. *J Pediatr* 138 (1): 33-7, 2001.

Jennings AM, Milner PC, Ward JD. Hand abnormalities are associated with the complications of diabetes in type 2 diabetes. *Diabet Med* 6 (1): 43-7, 1989.

Johnson PC, Burton KS, Henrich H, Henrich U. Effect of occlusion duration on reactive hyperemia in sartorius muscle capillaries. *Am J Physiol* 230 (3): 715-9, 1976.

Kakourou T, Dacou-Voutetakis C, Kavadias G, Bakoula C, Aroni K. Limited joint mobility and lipodystrophy in children and adolescents with insulin-dependent diabetes mellitus. *Pediatr Dermatol* 11 (4): 310-4, 1994.

Kerner W, Brückel J, Böhm B.Definition, Klassifikation und Diagnostik des Diabetes mellitus. In: Scherbaum W, Kiess W, Hrsg. Evidenzbasierte Diabetes-Leitlinien DDGAufl.: Deutsche Diabetes Gesellschaft, 2004.

Kim RP, Edelman SV, Kim DD. Musculoskeletal Complications of Diabetes Mellitus. *Clin Diabetes* 19 (3): 132-135, 2001.

Krsek M, Prazny M, Skrha J, Justova V, Lacinova Z, Haas T. The relationship between the IGF-I system and its binding proteins and microvascular reactivity in Type 1 diabetes mellitus. *Physiol Res* 51 (4): 379-85, 2002.

Laube H.Ätiologie und Pathogenese der diabetischen Makroangiopathie. In: Bretzel RG, Hrsg. Diabetes mellitus - Prävention und diabetischer Folgeerkrankungen. 1. Aufl. Bremen: Uni Med Science, 23-35, 2000.

Lawson PM, Maneschi F, Kohner EM. The relationship of hand abnormalities to diabetes and diabetic retinopathy. *Diabetes Care* 6 (2): 140-3, 1983.

Le Devehat C, Khodabandehlou T. Transcutaneous oxygen pressure and hemorheology in diabetes mellitus. *Int Angiol* 9 (4): 259-62, 1990.

Lindsay JR, Kennedy L, Atkinson AB, Bell PM, Carson DJ, McCance DR, Hunter SJ. Reduced prevalence of limited joint mobility in type 1 diabetes in a U.K. clinic population over a 20-year period. *Diabetes Care* 28 (3): 658-61, 2005.

Lips P. Vitamin D physiology. *Prog Biophys Mol Biol* 92 (1): 4-8, 2006.

Lu YC, Wang PW, Liu RT, Tung SC, Chien WY, Hung SL, Chen M. Limited joint mobility of the hand: prevalence and relation to chronic complications in non-insulin-dependent diabetes mellitus patients. *J Formos Med Assoc* 92 (2): 139-43, 1993.

Lyons TJ, Kennedy L. Non-enzymatic glycosylation of skin collagen in patients with type 1 (insulin-dependent) diabetes mellitus and limited joint mobility. *Diabetologia* 28 (1): 2-5, 1985.

Madacsy L, Peja M, Korompay K, Biro B. Limited joint mobility in diabetic children: a risk factor of diabetic complications? *Acta Paediatr Hung* 27 (2): 91-6, 1986.

Mayrovitz HN, Larsen PB. Functional microcirculatory impairment: a possible source of reduced skin oxygen tension in human diabetes mellitus. *Microvasc Res* 52 (2): 115-26, 1996.

McCance DR, Dyer DG, Dunn JA, Bailie KE, Thorpe SR, Baynes JW, Lyons TJ. Maillard reaction products and their relation to complications in insulin-dependent diabetes mellitus. *J Clin Invest* 91 (6): 2470-8, 1993.

Mehnert H, Standl E, Usadel K-H. Diabetologie in Klinik und Praxis. in. 4 ed. Stuttgart, New York: Georg Thieme Verlag, 1999.

Montana E, Rozadilla A, Nolla JM, Gomez N, Escofet DR, Soler J. Microalbuminuria is associated with limited joint mobility in type I diabetes mellitus. *Ann Rheum Dis* 54 (7): 582-6, 1995.

Moretti G.The blood vessels of the skin. In: Gans O, Steigleder G, Hrsg. Handbuch der Haut- und Geschlechtskrankheiten. Normale und pathologische Anatomie der Haut.Aufl. Berlin: Springer-Verlag, 491-623, 1968.

Oestergren J, Svedman P, Fagrell B. The influence of venous and arterial occlusion on capillary blood flow and transcutaneous oxygen tension in fingers. *Int J Microcirc Clin Exp* 2 (4): 315-24, 1983.

Pal B, Anderson J, Dick WC, Griffiths ID. Limitation of joint mobility and shoulder capsulitis in insulin- and non-insulin-dependent diabetes mellitus. *Br J Rheumatol* 25 (2): 147-51, 1986.

Parving HH, Viberti GC, Keen H, Christiansen JS, Lassen NA. Hemodynamic factors in the genesis of diabetic microangiopathy. *Metabolism* 32 (9): 943-9, 1983.

Petrulewicz-Salamon I. The influence of diabetes mellitus on joint mobility. *Ortop Traumatol Rehabil* 8 (5): 555-65, 2006.

Preissner KT, Kanse SM, Hammes HP. Integrin chatter and vascular function in diabetic retinopathy. *Horm Metab Res* 29 (12): 643-5, 1997.

Railton R, Newman P, Hislop J, Harrower AD. Reduced transcutaneous oxygen tension and impaired vascular response in Type 1 (insulin-dependent) diabetes. *Diabetologia* 25 (4): 340-2, 1983.

Renaudin C, Michoud E, Lagarde M, Wiernsperger N. Impaired microvascular responses to acute hyperglycemia in type I diabetic rats. *J Diabetes Complications* 13 (1): 39-44, 1999.

Rosenbloom A, Frias J. Diabetes mellitus, short stature and joint stiffness - a new syndrome. *Clin Res* 22: 92A, 1974.

Rosenbloom AL. Limitation of finger joint mobility in diabetes mellitus. *J Diabet Complications* 3 (2): 77-87, 1989.

Rosenbloom AL. Limited joint mobility in insulin dependent childhood diabetes. *Eur J Pediatr* 149 (6): 380-8, 1990.

Rosenbloom AL. Skeletal and joint manifestations of childhood diabetes. *Pediatr Clin North Am* 31 (3): 569-89, 1984.

Rosenbloom AL, Malone JI, Yucha J, Van Cader TC. Limited joint mobility and diabetic retinopathy demonstrated by fluorescein angiography. *Eur J Pediatr* 141 (3): 163-4, 1984.

Rosenbloom AL, Silverstein JH. Connective tissue and joint disease in diabetes mellitus. *Endocrinol Metab Clin North Am* 25 (2): 473-83, 1996.

Rosenbloom AL, Silverstein JH, Lezotte DC, Richardson K, McCallum M. Limited joint mobility in childhood diabetes mellitus indicates increased risk for microvascular disease. *N Engl J Med* 305 (4): 191-4, 1981.

Rossi M, Bertuglia S, Varanini M, Giusti A, Santoro G, Carpi A. Generalised wavelet analysis of cutaneous flowmotion during post-occlusive reactive hyperaemia in patients with peripheral arterial obstructive disease. *Biomed Pharmacother* 59 (5): 233-9, 2005.

Rossi M, Carpi A, Di Maria C, Galetta F, Santoro G. Spectral analysis of laser Doppler skin blood flow oscillations in human essential arterial hypertension. *Microvasc Res* 72 (1-2): 34-41, 2006a.

Rossi M, Carpi A, Galetta F, Franzoni F, Santoro G. The investigation of skin blood flowmotion: a new approach to study the microcirculatory impairment in vascular diseases? *Biomed Pharmacother* 60 (8): 437-42, 2006b.

Rossi M, Cupisti A, Di Maria C, Galetta F, Barsotti G, Santoro G. Blunted post-ischemic increase of the endothelial skin blood flowmotion component as early sign of endothelial dysfunction in chronic kidney disease patients. *Microvasc Res*, 2007.

Rowell LB. Human cardiovascular adjustments to exercise and thermal stress. *Physiol Rev* 54 (1): 75-159, 1974.

Schmidt R, Thews G, Lang F. Physiologie des Menschen. in. 28 ed. Berlin Heidelberg New York: Springer-Verlag, p. 343, 514-534, 555-556, 2000.

Schmiedel O, Schroeter ML, Harvey JN. Microalbuminuria in type 2 diabetes indicates impaired microvascular Vasomotion and Perfusion. *Am J Physiol Heart Circ Physiol*, 2007.

Schnapf BM, Banks RA, Silverstein JH, Rosenbloom AL, Chesrown SE, Loughlin GM. Pulmonary function in insulin-dependent diabetes mellitus with limited joint mobility. *Am Rev Respir Dis* 130 (5): 930-2, 1984.

Schulte L, Roberts MS, Zimmerman C, Ketler J, Simon LS. A quantitative assessment of limited joint mobility in patients with diabetes. Goniometric analysis of upper extremity passive range of motion. *Arthritis Rheum* 36 (10): 1429-43, 1993.

Sejrsen P. Blood flow in cutaneous tissue in man studied by washout of radioactive xenon. *Circ Res* 25 (2): 215-29, 1969.

Shepherd A, Oeberg P. Laser-Doppler blood flowmetry. in. Boston, Dordrecht, London: Kluwer Academic Publishers, 1990.

Silverstein JH, Fennell R, Donnelly W, Banks R, Stratton R, Spillar R, Rosenbloom AL. Correlates of biopsy-studied nephropathy in young patients with insulin-dependent diabetes mellitus. *J Pediatr* 106 (2): 196-201, 1985.

Silverstein JH, Gordon G, Pollock BH, Rosenbloom AL. Long-term glycemic control influences the onset of limited joint mobility in type 1 diabetes. *J Pediatr* 132 (6): 944-7, 1998.

Skrha J, Prazny M, Haas T, Kvasnicka J, Kalvodova B. Comparison of laser-Doppler flowmetry with biochemical indicators of endothelial dysfunction related to early microangiopathy in Type 1 diabetic patients. *J Diabetes Complications* 15 (5): 234-40, 2001.

Smith LL, Burnet SP, McNeil JD. Musculoskeletal manifestations of diabetes mellitus. *Br J Sports Med* 37 (1): 30-5, 2003.

Starke A.Pathobiochemie, Pathogenese und Pathobiochemie der diabetischen Mikroangiopathie. In: Berger M, Hrsg. Diabetes mellitusAufl. München, Wien, Baltimore: Urban und Schwarzenberg, 226-234, 1995.

Starkman H, Brink S. Limited joint mobility of the hand in type I diabetes mellitus. *Diabetes Care* 5 (5): 534-6, 1982.

Stefanovska A, Bracic M, Kvernmo HD. Wavelet analysis of oscillations in the peripheral blood circulation measured by laser Doppler technique. *IEEE Trans Biomed Eng* 46 (10): 1230-9, 1999.

Stuettgen G, Schaefer H. Funktionelle DermatologieAufl. Berlin: Springer-Verlag, 191-214, 1973.

Tooke JE. Microvasculature in diabetes. *Cardiovasc Res* 32 (4): 764-71, 1996.

Tooke JE, Morris SJ, Shore AC. Microvascular functional abnormalities in diabetes: the role of the endothelium. *Diabetes Res Clin Pract* 31 Suppl: S127-32, 1996.

Tubiana-Rufi N, Prieur AM, Bourden R, Priollet P, Czernichow P. [Early detection of limited joint mobility in diabetic children and adolescents]. *Diabete Metab* 17 (6): 504-11, 1991.

Tur E, Yosipovitch G, Bar-On Y. Skin reactive hyperemia in diabetic patients. A study by laser Doppler flowmetry. *Diabetes Care* 14 (11): 958-62, 1991.

Ursino M, Cavalcanti S, Bertuglia S, Colantuoni A. Theoretical analysis of complex oscillations in multibranched microvascular networks. *Microvasc Res* 51 (2): 229-49, 1996.

Vukovic J, Dumic M, Radica A, Filipovic-Grcic B, Jovanovic V. Risk factors for expression and progression of limited joint mobility in insulin-dependent childhood diabetes. *Acta Diabetol* 33 (1): 15-8, 1996.

Wiernsperger NF. In defense of microvascular constriction in diabetes. *Clin Hemorheol Microcirc* 25 (2): 55-62, 2001.

Wilkin JK. Periodic cutaneous blood flow during postocclusive reactive hyperemia. *Am J Physiol* 250 (5 Pt 2): H765-8, 1986.

Wilkin JK. Poiseuille, periodicity, and perfusion: rhythmic oscillatory vasomotion in the skin. *J Invest Dermatol* 93 (2 Suppl): 113S-118S, 1989.

Wimberley PD, Pedersen KG, Thode J, Fogh-Andersen N, Sorensen AM, Siggaard-Andersen O. Transcutaneous and capillary pCO2 and pO2 measurements in healthy adults. *Clin Chem* 29 (8): 1471-3, 1983.

Yki-Jarvinen H. Insulin resistance and endothelial dysfunction. *Best Pract Res Clin Endocrinol Metab* 17 (3): 411-30, 2003.

Yvonne-Tee GB, Rasool AH, Halim AS, Rahman AR. Reproducibility of different laser Doppler fluximetry parameters of postocclusive reactive hyperemia in human forearm skin. *J Pharmacol Toxicol Methods* 52 (2): 286-92, 2005.

Zimny S, Dessel F, Ehren M, Pfohl M, Schatz H. Early detection of microcirculatory impairment in diabetic patients with foot at risk. *Diabetes Care* 24 (10): 1810-4, 2001.

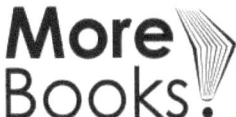
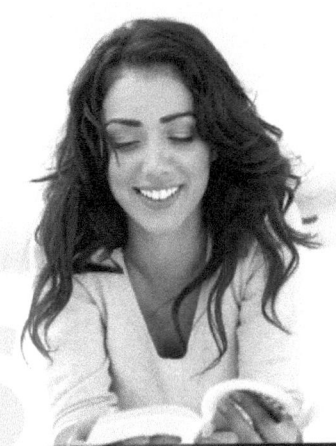

I want morebooks!

Buy your books fast and straightforward online - at one of world's fastest growing online book stores! Environmentally sound due to Print-on-Demand technologies.

Buy your books online at
www.morebooks.shop

Kaufen Sie Ihre Bücher schnell und unkompliziert online – auf einer der am schnellsten wachsenden Buchhandelsplattformen weltweit! Dank Print-On-Demand umwelt- und ressourcenschonend produziert.

Bücher schneller online kaufen
www.morebooks.shop

KS OmniScriptum Publishing
Brivibas gatve 197
LV-1039 Riga, Latvia
Telefax +371 686 204 55

info@omniscriptum.com
www.omniscriptum.com

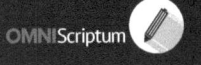

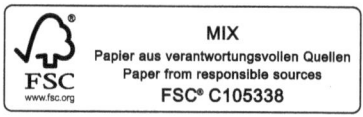

Printed by Books on Demand GmbH, Norderstedt / Germany